死に方は自分で選ぶ

自宅で死ぬということ

自分の家で後悔せずに死ぬ方法

平尾良雄

講談社ビーシー　講談社

はじめに

皆さんは『幸福な王子』というお話をご存じでしょうか。

ある国の美しい王子が若くして亡くなり、その後、宝石や金箔に飾られた銅像になります。美しく飾られた王子は、貧しい人達の暮らしを悲しい気持ちで見つめていました。

ある日、銅像となった王子のもとにツバメが雨宿りし、そこから友情が生まれ、ツバメに自分の宝石や金箔を貧しい人々のところへ運んでもらいます。

そしてすべてを失った王子の魂は幸せな気持ちで天国へ昇っていきました。王子は自分を飾っていた宝飾品をすべてなくしてしまいますが、幸せに昇天していくのです。

古今東西、どんなに偉い人でも自由に自分の死に方を選ぶことはできませんが、「後悔しない死に方」なら、もしかしたら『幸福な王子』のようにできるかもしれない。

そんなことをこの本で皆さんと一緒に考えてみたいのです。

日本は四人に一人が高齢者で、二人に一人ががんになり、三人に一人ががんで死ぬ時代です。そんな中、「どこで最期を迎えるか」という選択を迫られた際に、病院への入院、サービス付き高齢者向け住宅や介護施設への入居（入所）など、さまざまな選択肢の一つとして、「在宅療養」に注目が集まっています。

「在宅療養」とは、厳密には「病院でなく自宅で療養する」という意味ですが、本書では「人生の最期を自宅で迎える」という部分に注目しています。「在宅療養」には「在宅医療」が必要です。

この本を手にとってくださった方は、すでに在宅医療に関心を持っておられるのでしょう。そして、どのように最期を迎えたらいいのかと考えておられるのではないでしょうか。

「できれば病院ではなく、住み慣れた我が家で最期の日々を送りたい」と考えておられる患者さんでしょうか。それとも「最期の時を家族のいる自宅で送らせてあげたい」と考えておられる患者さんのご家族でしょうか。

思うだけではなく、ぜひ実行に移したいけれど……。しかも、早急に決断をしないと、残された時間に限りがあるのだけれど……。そう考えながらも、二の足を踏んでいるのは「在宅医療」に関する不安や疑問があるから。きっとそうですね。

- 自宅で死ぬなんて本当にできるのだろうか？
- 在宅療養のメリットとデメリットについて
- 在宅医をみつけるためにはどうしたらいいのか？
- どんな準備が必要なのか？
- 今、診てくれている病院の担当医に何と伝えればよいのか？
- 在宅医療に切り替えたことで患者や家族の生活がどう変化するのか？
- 在宅医療にかかる費用について

等々……

そうした方々のために、本書は「この一冊を読めば、誰でも在宅療養とはどんなものかを把握できる」を目指しました。

私が埼玉県北本市で「ひらお内科クリニック」を開業したのは2000年。以降15年間にわたり、心療内科医として心の病に悩んで来院される患者さんの診察にあたる一方、在宅医療に従事してきました。

訪問看護師とチームを組み、通院のかなわない患者さんのお宅を定期的に訪問する。介護が必要な場合には、介護の専門家であるケアマネジャーやヘルパーと連携する。そうして24時間体制で医療にあたっています。


また本書では在宅医としてだけでなく、心療内科医として、「最期まで自分らしく生きる」をテーマに掲げ、自らの死や家族の死をどう受け止めればよいのか、心が折れそうな時に何を支えにすればよいのかという問題についても触れています。

すでに世の中には多くの「在宅医療の本」が存在します。高名な大病院出身の先生が、在宅医として患者さんのお宅を訪れ、そこで直面した「高齢者の死」にまつわる想像と現実の大きなギャップに驚く内容が散見されます。

もちろんそうした本には（長く在宅医を務めてきた私にとっても）感銘を受ける記述もあるし、参考になる内容もたくさんあります。ただ「心の問題」に触れている書籍はとても少ない、という印象を持っています。

「在宅医療」というのは、医療の問題でもあるのですが、その前に生活の問題であるはずです。生活の問題であるかぎり、少なくともそれは半分は「心の問題」でもあるのです。

だからこそ、心療内科を専門とする私にも、何か伝えられることがあるはずだと考えています。

どう生きて、どう死ぬか。誰もが「後悔しない死に方」をしたいと思うものです。それはすなわち「後悔しない生き方」なのだということを、在宅医をしている私は実感しています。

「死に方は自分で選ぶ」。本当にできるのでしょうか。

できれば皆さんご自身が病気になる前に読んでほしい。そして考えてほしい。病気になってからでは自分の意思で生き方（逝き方）を選べなくなるからです。

自分の最期について考える時、あるいは大切な家族の最期を見守る立場になった時、本書が読者の皆様にとって、少しでもお役に立てれば幸いです。

在宅医　心療内科医　平尾良雄

自宅で死ぬということ

死に方は自分で選ぶ

自分の家で後悔せずに死ぬ方法

目次

はじめに 2

本書に出てくる在宅医療・介護用語説明 12

第一章 がんは死の直前まで普通の生活ができる 17

そもそも在宅医療とは? 18

住み慣れた家で最期の時間を過ごしたい 19

最期まで自分らしく生きる 24

残された人の希望に繋がる看取り 26

在宅医療の抱える問題 28

在宅療養に踏み切るためには覚悟が必要 31

在宅医療の対象となる病とは? 33

なぜ今、在宅医療が注目されているのか? 35

在宅医療は患者さん主体の医療 39

病院の医師と在宅医の違い　41
在宅医療は「支える」医療　43
納得診療（インフォームドコンセント）の大切さ　45
医療と生活は両立できるのか？　49
地域包括ケアシステムを知っていますか？　52
緩和ケアと棺桶屋　54
在宅医療＝在宅ホスピス　58

第二章　合わない担当医と離れるのはお互いのため　63

在宅医療に切り替えるタイミング　64
準備をするのは退院してからでは遅い　66
在宅医の探し方　70
よい在宅医の選び方　72
地域に「かかりつけ医」を持とう　74
在宅医に相談するために　77
在宅医療を受けるために必要な準備　79
お金の話　81
①医療費について　83
②医療費以外の病院に支払うお金について　87
③病院以外にかかるお金について　88
在宅医療でできる治療　90

第三章　家族と医者が楽に死なせてくれない　93
ままならない最期　94
家族にはそれぞれの歴史がある　98
家族の形は千差万別　101
親の介護を見ていて思うこと　105
終末期の捉え方　109
さまざまな死生観　113
わが国の看取りの変遷　117
介護の実態　122
看取りの実態　127
いよいよの時に備えて準備しておくこと　131
死を確認する　132
死後のケア　133
第四章　「いい人だと思われたい」という欲を手放す　135
告知について　136
死に対する不安と恐怖　138
死に逝く人の心の過程　140
自分らしく生きるとは？　147
人生は結果ではなくプロセスが大切　150
ＱＯＬとターミナルケア　152
優しい別れ　155

第五章　「死にたい」と口に出すのが回復の第一歩　159
先生、死にたいんです！　160
話すこと、伝えることは回復への第一歩　162
こんな症状も、心の病気が原因かもしれません　164
交換日記の勧め　165
とにかく話を聞いてあげる　168
家族に迷惑をかけたくない　173
まっとうに生きる　176
感謝の心　178
謙虚な心　181

第六章　「長生き」は王様や皇帝の特権だった　185
超高齢化社会に突入して　186
奉仕の心　189
長寿について考える　192
私の医療「私にもできることがある」　196

あとがき　201

本書に出てくる在宅医療・介護用語説明

在宅療養（ざいたくりょうよう）

治療中の「患者」ではあるが、病院ではなく自宅もしくはそれに準ずる場所で療養している状態を指す。患者さん本人にとっては、療養中であっても、「普段の生活の中にいる」、ということが重要。

在宅医療（ざいたくいりょう）

寝たきりなどで在宅療養している患者さんの家を訪問し、医師が診察・治療にあたる行為を指す。

訪問看護（ほうもんかんご）

医師の指示のもと、ご自宅に看護師が訪問しケアを行うこと。

緩和ケア（かんわけあ）

生命を脅かす疾患に対して、苦痛を和らげることを目的に行われる医療的ケア。ホスピスケアともいう。

QOL

Quality of Life　クオリティ・オブ・ライフの略。生活の質、つまり人がどれだけ人間らしく、あるいは自分らしく生きるかを示す概念。

ターミナルケア

末期がんや老衰などの終末期の患者さんに対する介護・看護のこと。延命を目的とするものではなく、死を受け容れた上で、身体的苦痛や精神的苦痛を軽減し、ＱＯＬを重視する。

ホスピス

ターミナルケア（終末期ケア）を行う施設、または在宅で行うターミナルケアのこと。

在宅療養支援診療所（ざいたくりょうようしえんしんりょうじょ）

24時間体制で往診を実施する診療所のこと。

介護（かいご）

高齢者や障がい者、病人などを介抱・介助し、生活を支援すること。医療行為の一環として実施される「看護」との境界は線引きが難しく、ケースによって分かれる。

介護保険制度（かいごほけんせいど）

介護保険料を支払い、その保険料を財源として、介護の必要な人たちに介護サービスを提供する制度。

要介護度・要介護認定（ようかいごど・ようかいごにんてい）

どれだけの介護が必要なのかを主治医の意見などをもとに定めること。介護保険には、軽い方から、要介護1〜要介護5までのランク分けがある。

ケアマネジメント

医療や福祉などのサービスと、それを必要とする人のケアプランを立て、患者さんと介護のスペシャリストを繋ぐ業務。通常、介護保険制度により認定されたケアマネジャーがプランを立てる。

地域包括ケアシステム（ちいきほうかつけあしすてむ）

認知症や要介護状態になっても、住み慣れた地域で自分らしい暮らしを、人生の最期まで続けることができるよう、住まい、医療、介護、予防、生活支援が一体的に提供されるシステムのこと。

グリーフケア

「グリーフ」とは〝大きな悲嘆〟という意味。愛しい人を亡くしたことによるショックや喪失感を乗り越えようとする心に寄り添い、支えること。

第一章

がんは死の直前まで
普通の生活ができる

そもそも在宅医療とは？

在宅医療とは、寝たきりなどで通院することが困難な患者さん（つまり在宅療養している患者さん）のご自宅に、医師や看護師が出向いて診察や治療を行う医療のことをいいます。

医療というと「通院」や「入院」をイメージする方が多いと思いますが、病院を退院した後でも治療の継続が必要な場合や、治療の途中で家に戻ることを望まれる方も少なくありません。そうした場合の選択肢の一つとして「在宅医療」があり、最近では通院、入院に次ぐ「第三の医療」と呼ばれているのです。

たとえ治らない病気であっても、住み慣れた家にいることで、患者さんの心は安らぎ、元気になります。

また、ご家族も患者さんの通院に付き添う必要がなくなり、時間的にも精神的にも余裕ができる。これが在宅医療のよいところだと思います。

これまで、重い病気で通院できない場合、高齢や寝たきりで動けない場合、患者さんの代わりに家族が病院に行って病状を報告したり、薬を取りに行ったりしていました。「自宅に医者を呼ぶ」というのは、ごく一部のお金持ちの特権だとも思われていました。

一方、現在注目を浴びている在宅医療は、在宅医や訪問看護師が患者さんと直接接することができるため、専門知識のない家族が見落としてしまいがちな異常を早期に発見することができるといったメリットもあります。

こうしたことから、在宅医療は「安心の医療」であるということができるでしょう。

住み慣れた家で最期の時間を過ごしたい

在宅医療を望まれる方の多くは、高齢者です。内閣府が平成24年（2012年）に発表した資料によると、高齢者に対して「介護を受けたい場所はどこか」という質問をした場合、「自宅」と答えた方は男性50・7％、女性35・1％。どちらも「介護老人福祉施設」、「病院などの医療機関」を大きく引き離して第1位となっています。

また「どこで最期を迎えたいか」という質問に対しても、「病院などの医療施設」、「高齢者向けのケア付き住宅」、「特別養護老人ホームなどの福祉施設」ではなく「自宅」が1位。

それなのに、日本人の約8割は「病院」で亡くなっています（これについては第三章で詳しく書きます）。

多くの人が「介護されるなら自宅がいい、死ぬなら自宅がいい」と考えていながら、現実には自宅で最期を迎えられていません。厚労省が行った「自宅で最期まで療養することが困難な理由はなんですか?」という調査によれば、最も多かった回答は「介護してくれる家族に負担がかかる」、次が「症状が急変したときの対応に不安である」、そして「経済的に負担が大きい」と続きます。

しかし後に述べるように、近年、国が制度を整えて在宅医療を推進しており、家族への負担は減っています。また、症状急変への対応や経済的負担も、皆さん

1. 最期を迎えたい場所

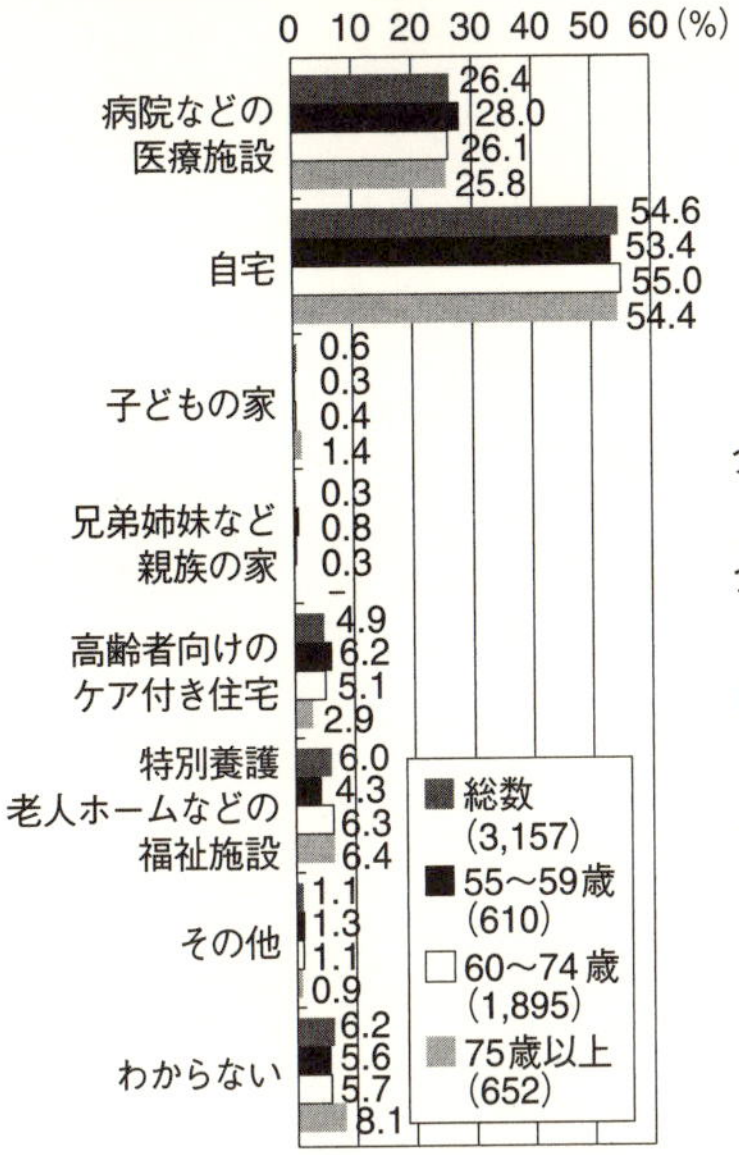

2. 介護を受けたい場所

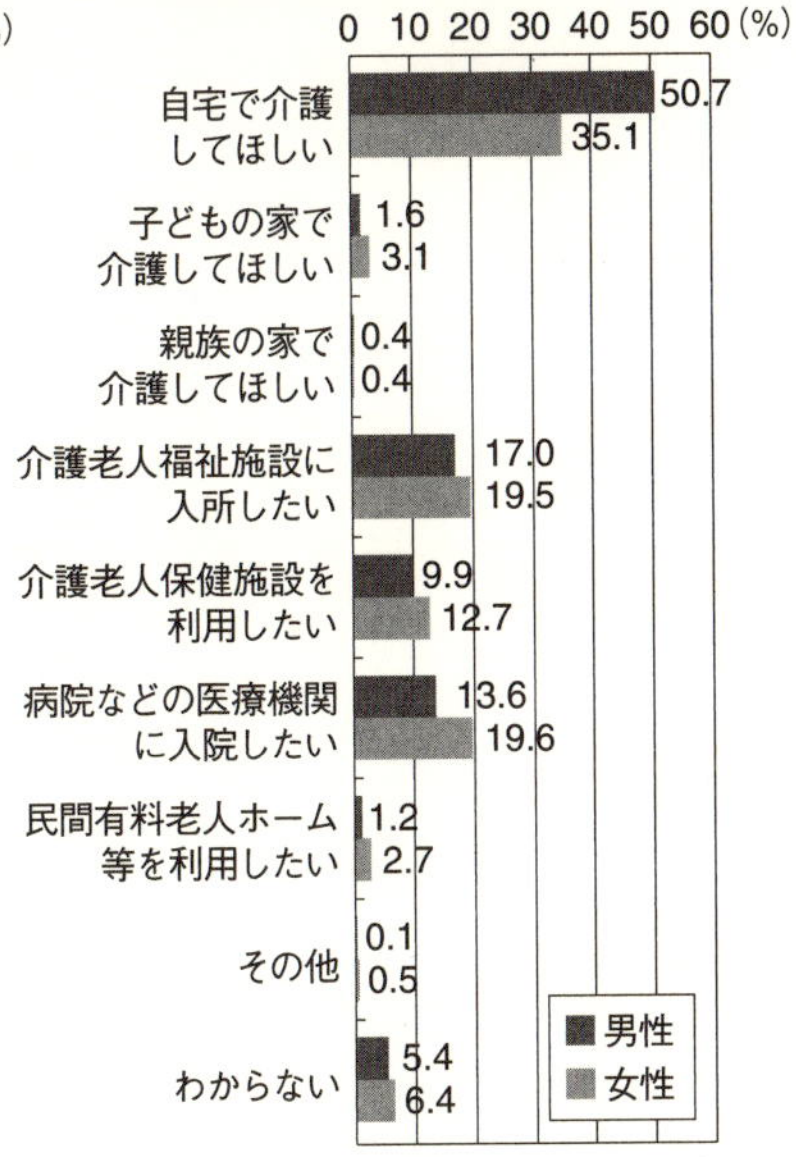

グラフ1と2 資料：内閣府「高齢者の健康に関する意識調査」（平成19年）
（注）グラフ2の対象は、全国60歳以上の男女

3. 自宅で最期まで療養することが実現困難な理由（複数回答）

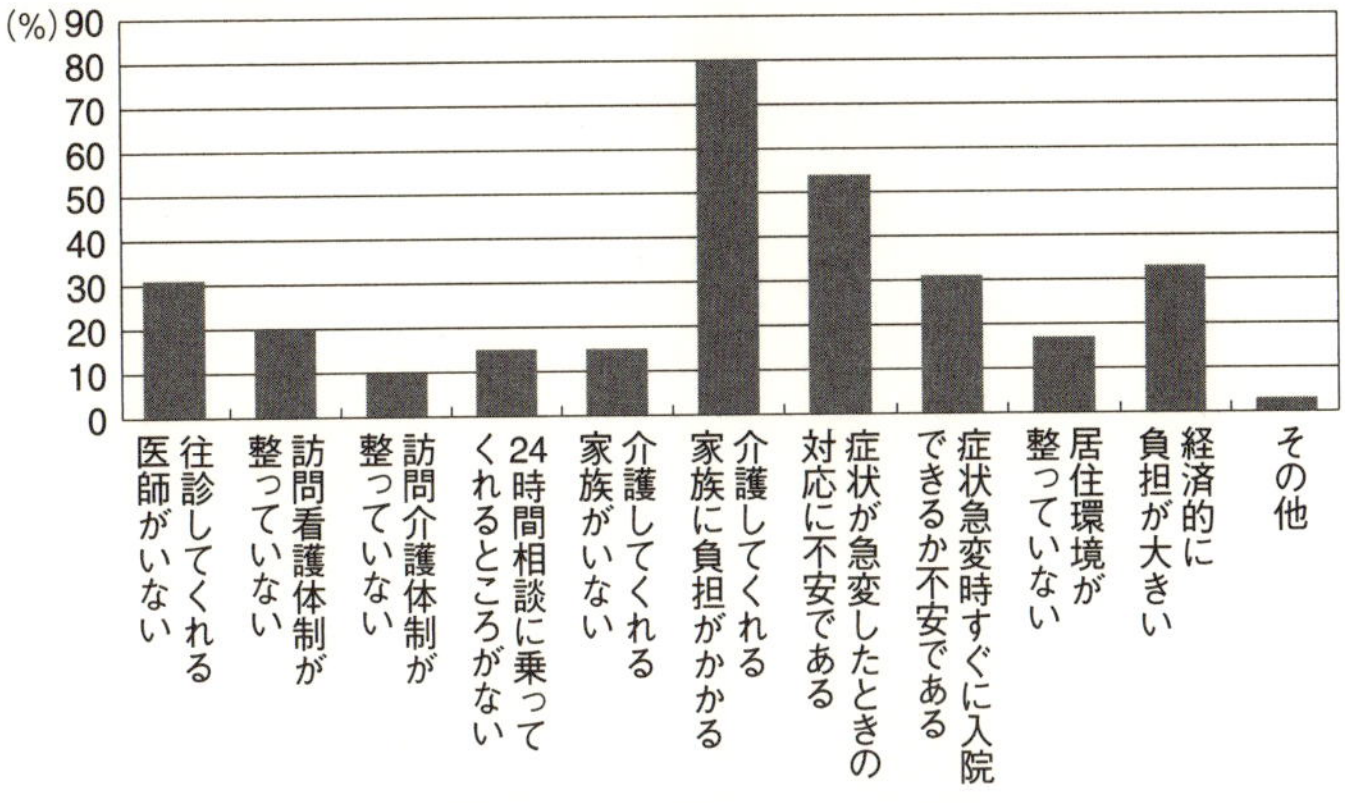

グラフ3 資料：厚生労働省「終末期医療に関する調査」（平成20年）
（注）「最期」とは、「自分が治る見込みがなく死期が迫っている（6カ月程度あるいはそれより短い）期間」を想定

がお考えになるほど大変なことではありません。

そして何より、皆さん自身の「どこで最期を迎えたいか」、「迎えさせたいか」という気持ちのほうが大切なのは、言うまでもないことです。


――生きることではなく、よく生きることこそ大切にしなければならない
これは古代ギリシアの哲学者・ソクラテスの言葉です。

誰でもいつかは「死」を迎えます。その意味でいえば、「死」は特別に不幸なことではなく、ましてや忌まわしいことなどではありません。

長寿にこだわる人もいますが、ただ長く生きればよいというものでもないでしょう。ソクラテスの言葉どおり、大切なのは、「死」を受け容れ、残された時間をどう過ごすのかについて考え、実践することだと私は思います。

私の死生観については、あとの章に譲るとして、ここではまず、私が出会った「素晴らしい最期」をご紹介したいと思います。

佐藤恵子さん（享年51歳）が娘のひろみさんに付き添われて私の心療内科外来へみえたのは、ある年の暮れのことでした。

「お尻が痛くて座ることができないんです。先生、なんとかしてぇ～」

激痛であるはずなのに、ユーモラスな口調で訴える様子から、気丈な人であることが見てとれました。

佐藤さんの体に異変が起きたのは49歳の時。大腸がんでした。東京の大学病院で手術を受けましたが、手術が成功したと喜んでいたのも束の間、翌年の春に再発してしまいます。

すでに肺に転移があり、担当医からは抗がん剤治療を勧められましたが彼女は拒否。

周知のように、抗がん剤治療は、個人差はありますが、大変な副作用を伴います。それでも、仮に3年と見たてた余命が3年半に延びれば、医療者としては意味のある行為と認識される。長く生きることに重きを置けば、当然そういうことになります。

しかし、佐藤さんは、この時点で積極的な治療は打ち切り、残された人生を病院のベッドの上で無為に過ごすのではなく、住み慣れた家で元気な頃と同じように過ごしたいと考えました。もしかしたら長く生きられるかもしれないという選択を捨て、短くても確実に豊かに生きることのできる道を選んだのです。

最期まで自分らしく生きる

がんは最後まで頭がしっかりとしているため、痛みのコントロールさえすれば、死のギリギリまで元気な頃と変わらない生活を送ることができます。

がんによる苦痛は、ほとんどが身体的な痛みによるものなので、麻酔薬をコントロールすれば痛みを抑えることができますし、うまくコントロールできれば「もう今すぐ死んでしまいたい」などと悲観的になることなく、自由に生きることができるのです。オピオイド系の薬（モルヒネなど、がんの緩和ケアで使われる鎮痛剤、医療用麻薬）を処方した患者さんから「先生、私は余命を宣告されたけれど、本当に死ぬの？」と訊かれたこともあるくらいです。

ところが前述の佐藤さんは、自宅で療養しながら通い始めた近所の病院で鎮痛剤を処方してもらえずにいました。「痛みが激しく、日常生活を楽しむどころではない」という話を聞いた知人が、私のクリニックで受診することを勧めてくれたということでした。

私はオピオイド系の薬の説明をした後、佐藤さんのお宅を訪問して診察することもできますよとお伝えしました。すると、

「通えるうちは這ってでも通います！」

とキッパリ。それればかりか「痛みが消えたら、娘と旅行に行きたい」という言葉どおり、亡くなる一カ月前に、ひろみさん、そして愛犬のジェシカと一緒に軽井沢旅行を楽しみ、残された時間を有意義に過ごされました。

「これから自分はどうなるのだろう」と不安で眠れない日もあったことでしょう。死ぬのは怖い、娘を残して死ぬわけにはいかないと嘆き悲しんだ日もあったのに違いありません。

しかし、現実をみつめる冷静さ、そして自らの「死」を受け容れる強さを備えておられたからこそ、それなら残された時間をどう過ごそうか？　という前向きな発想にたどり着くことができたのです。

そして軽井沢への旅行から一カ月後、佐藤さんは自宅で眠るようにゆったりと息を引き取りました。

残された人の希望に繋がる看取り

「母の思うとおりにしてあげたい」と、佐藤さんの意思を受け容れたひろみさんも、お母さんに負けないくらい立派だったと思います。

がんの患者さんが抗がん剤での治療を拒んだ時、多くのご家族は「なぜ家族のために頑張ってくれないのか」と患者さんの意思を認めることができません。中には「治療を拒むことはゆるやかな自殺である」と受け止めるご家族もいます。

もちろん、そうしたご家族の気持ちのベースとなっているのは、「少しでも長く一緒にいたい」、「できれば元気な頃に戻ってほしい」という思いやりです。けれど、余命を宣告された患者さんの多くが「仮に余命半年が1年になったとしても、ずっと病院で寝たきりで苦しむなら意味がない」、「もう頑張れない」と苦しんでいることも事実なのです。

ひろみさんは自分の感情を抑え、お母さんの「最期まで自分らしく生きたい」という気持ちを支えることに徹しました。在宅医療を選択してからは、公的制度をうまく利用し、医師、介護士、看護師と連携して、佐藤さんを自宅でしっかりと看取ったのです。

佐藤さんは51年という決して長いとはいえない生涯に幕を下ろしましたが、ひろみさんに感謝しながら、満足して旅立つことができたと私は思っています。

お母さんの気持ちをしかと受け取ったひろみさんは、悲しみを乗り越え、自らの人生を颯爽と歩んでいくことができるでしょう。患者さんの気持ちを尊重した悔いのない看取りは、残された人の希望へと繋がるのです。

在宅医療の抱える問題

その一方で、さまざまな事情から在宅医療を断念する人もいます。

山崎茂さん（享年48歳）は、銀行員としてバリバリ働き、専業主婦である奥さんと小学校3年生になるお嬢さんとの幸せな毎日を送っていました。しかし46歳の時に膵臓癌がわかり、入院。

以降、手術と抗がん剤治療を繰り返していましたが、48歳の誕生日を目前に控えたある日、入院していたがんセンターの担当医から「もう手の施しようがありません」と宣告されてしまいます。その結果、ご本人の意思で自宅に戻る選択をしたということでした。

私ががんセンターから紹介を受け、山崎さんの住むマンションへ出向いたのは、在宅医療に切り替えて2日目でした。

山崎さんは意識がしっかりとしており、頭もはっきりとしていました。穏やかな表情で「早く仕事に戻りたい」と幾度も話しておられたのが印象的です。

自分の死を受け容れることができずにいるというよりは、「自分はまだまだ家族のために死ぬことはできないのだ」という責任感から出た言葉だと私は受け止めました。

しかし、実際にはもう自力で起き上がることができないほどまでに衰弱していたのです。そのうえ、在宅医療を開始したその日の夜に高熱が出てしまいました。

病院ならばナースコールを押す場面ですが、在宅医療においては介護する家族が、「こうした場合はどうするか？」と考え、能動的に対処しなくてはなりません。なにもかもが初めてのことで、奥さんは狼狽し、自信を喪失してしまったのでしょう。山崎さんのかたわらにいた私に向かって、

「もう家で看るのは無理です……」

と訴え始めました。正直なところ、私は焦りました。それは患者さんの前でする話ではないのに、と。

一方、寝たきりの山崎さんからは、「自宅にいたい」という気持ちがひしひしと伝わってきます。ひどく気まずい空気が流れました。

しかし奥さんは臆することなく、

「弱っていく父親の姿を娘に見せたくありません」

「私だってマンションのローンのことなど考えなくてはいけないことが山積みで、ギリギリなんです」

と追い打ちをかけます。かたわらでベッドに横たわる山崎さんは、やがて静かに、

「わかった……。病院へ戻るよ」

と言いました。ご家族、ご本人が決断されたことに、在宅医である私が逆らうことはもちろんできません。

壁には娘さんが描いたであろう可愛らしい絵が飾ってありました。

がんセンターの緩和ケア病棟へ戻った山崎さんが息を引き取ったのは、それから1週間後のことだったと聞いています。

在宅療養に踏み切るためには覚悟が必要

厳しい話ですがこれも現実です。なんて冷たい家族なんだと思う人がいるかもしれません。しかし在宅医療に切り替えたものの「やっぱり無理！」と音を上げるご家族を責めることは私にはできません。

考えてもみてください。山崎さんの奥さんにしても、在宅医療に切り替えるまでに2年が経過していました。

大黒柱であるところの夫ががんで倒れ、治療の甲斐も虚しく余命を告げられ、その一方でお子さんの日常的な世話や学校行事を一人でこなさなければいけない。怒涛のような毎日の中で、度重なる衝撃に襲われ、大きな不安を抱えて、精神的にも肉体的にも限界を超えていたのでしょう。

辛いのは患者さんだけではないということです。

自宅で介護するご家族は24時間態勢。手分けして協力し合える家族がいれば別ですが、多くの場合、妻が夫の介護をする、娘が親の介護をする、お嫁さんがお姑さんの介護を担うといった具合に、介護の負担が誰か一人の肩に多くかかります。介護離職を余儀なくされる家族も珍しくありません。

こんな言い方をすれば語弊があると承知の上で申し上げれば、積極的な治療を拒んだ末期がんの患者さんの場合には、介護する家族は短期決戦と割り切ることもできます。しかし、それがパーキンソン病などの神経障害、脳梗塞の後遺症などによる運動障害、認知症を患った高齢者である場合には、いつまで続くかわからない闘いを強いられることになるのです。

いずれにしても、在宅療養に踏み切るのには覚悟が必要。知識も必要。そして何よりも周囲の支えが不可欠だといえるでしょう。

逆に言えば、覚悟さえあれば知識はあとから補うことができますし、周囲の支えも公的支援を利用することで得られます。

医師を始めとする在宅医療スタッフは、家族のお手伝いをするという位置づけでなくてはいけないと私は考えています。なぜなら在宅療養の醍醐味は、患者さんが自身の「生活」、「人生」をつつがなく続けることにあり、そして生活、人生を支え合うことこそ、家族の大きな役割の一つだと考えているからです。

在宅医療の対象となる病とは？

在宅医療＝末期がんの方のための在宅ホスピスというイメージが強いのですが、私の患者さんには、筋萎縮性側索硬化症やパーキンソン病などの神経難病の方、脳卒中や脳梗塞の後遺症により自力で通院できない方もいます。

在宅医療は、寝たきりのお年寄りから、障害を持った子供さんまで、年齢や疾患を超え、幅広い層の患者さんを対象としているのです。

私は常時、数十人の患者さんの在宅医療を行っていますが、仮に60人として、そのうちがんの患者さんは5～10人程度です。ほとんどの方が余命を宣告され、積極的な治療は止めようということで、病院の担当医と合意して家に帰って来た末期がんの患者さんです。

私はそうした方と、主に大学病院や地域の総合病院、がんセンターなどからの紹介、あるいは地域包括支援センターから在宅医療の要請が入ることによって出会います。

最初は紹介状（診療情報提供書といいます）を持ったご家族と面談をし、退院なさった日や翌日にご自宅を訪ね、一度目の診察を行います。そこから、どれくらいのおつきあいになるのか、期間についてはケースバイケース。

たとえば脳出血の後遺症で体に麻痺が残り、日常生活が困難になった佐藤さんとは、私が在宅医を始めた開業当初からのおつきあい。15年にわたって定期的に訪問診療を続けています。

しかし末期がんの患者さんとのおつきあいは比較的短く、私の経験からいえば、寝たきりになってから亡くなるまでの期間は平均して30日。病院で治療を行いながら、ギリギリまでがんと闘ってこられた患者さんの中には、在宅医療に切り替えて2日で亡くなる方もいました。

残念ながら、短いおつきあいの中で信頼関係を構築することは完全にはできません。それでも「最期に出会えたのが、この人でよかった」と思っていただけるよう、患者さんの心に寄り添うことはできます。

安らかな気持ちで旅立ちの時を迎えることができるように務める。それが在宅医の仕事なのです。

なぜ今、在宅医療が注目されているのか？

それにしても、なぜ今、在宅医療に注目が集まっているのでしょうか？

一つには、国の財政問題があります。国の財政が破綻しかけている中、入院医療より国の負担が少なくすむ在宅医療を広めることが、国の医療費削減に繋がる政策として捉えられているのです。

すでに国の舵取りは始まっています。たとえば特別養護老人ホーム（以下、特養）は、2015年の4月から、原則として要介護3以上でないと入所できないことになりました。

これは、特養への入所を希望しているのにもかかわらず、自宅で待機している重度な要介護状態の方を、優先的に入所できるようにすることが目的。

しかし、そうなると問題になってくるのが、ギリギリのラインで要介護2と認定されたお年寄りの介護です。そうしたお年寄りを抱えた家族は、自然と在宅医療に注目します。

2006年には、24時間365日対応で在宅医療を行う診療所を「在宅療養支援診療所」と認定する制度もできました。「在宅療養支援診療所」は点数が上がる、つまり診療報酬が上がるという制度が設けられ、在宅医療の充実が政策的に進められているのです。

それと共に、治療が済んだ患者を短期間で退院させることで病院側の点数が増える、つまり病院側の利益が増えるという形で、病院を誘導しています。そうなれば退院後の患者さんは、介護療養型医療施設か、介護老人保健施設か、在宅医療かという選択を迫られることになるというわけです。

ここでいう病院とは、急性期病院のことを指します。国は病院を急性期病院と療養型病院とに分けて捉え、そのあいだに位置するのが一般病院という認識です。

急性期病院では「一つの疾患に月額いくら」と、病名ごとに診療報酬が定められていて、３日で退院させても20日で退院させても病院側の利益はほとんど同じ（包括医療費支払制度〈ＤＰＣ方式〉といい、２００３年から導入されました）。そうである以上、回転をよくしたほうが病院経営としては都合がいい。

こうしたことから、少し前まで30日だった平均在院日数（病院に入院している日数）が、現在ではもっと短くなりました。

仮に肺炎で入院したお年寄りがいたとしましょう。入院する時にはフラフラしながらも歩いて病院まで行ったのに、２週間入院しているあいだに、足が弱って歩けなくなってしまったと。この場合でも、病院側は「肺炎は治ったのだから退院してほしい」と要求します。

まるで笑い話ですが、歩けなくなったお年寄りを介護する家族にとっては冗談になりません。さて、どうするかと思案する中で、在宅医療という選択肢があることに気づき、検討する。そうした人は、今後ますます増え続けていくと思われます。

しかし、在宅医療に対する関心が高まっている一番の理由は、病院から自宅に戻りたいと望む人が増えているからです。私が在宅医をしているのも、国の医療費削減といったこと以前に、自宅で最期の時を過ごしたいと望む人がいるからなのです。

私がクリニックを開いたのは2000年ですが、当時、「在宅医療」の認知度は極めて低く、ゆえにニーズも少ないという状態でした。

ところが今、人生の最期は病室ではなく、住み慣れた地域、住み慣れた自宅へ戻り、家族に囲まれて過ごしたい。あるいは一人暮らしであっても、元気な時と変わらず自宅で余生を送りたいと望まれる方が増えてきました。

その背景には医学の進歩があります。たとえば、以前は入院を余儀なくされていた抗がん剤治療を、現在では通院で行うことができるようになりました。また前述のオピオイド等の医療用麻薬が進化したことで痛みのコントロールが比較的容易になり、さらには在宅酸素、自己注射、在宅IVH（中心静脈栄養法）など、医療技術の発展が、在宅での医療を可能にしたのです。

機は熟した。日本に在宅医療の時代がやってきたといえるのです。

在宅医療は患者さん主体の医療

在宅医療には、医師が患者さんのご自宅を定期的に訪問して医療を行う「訪問診療」と、臨時に医療サービスを提供する「往診」の二種類があります。

患者さんの状態が悪化した時に、急いでお医者さんを自宅に呼ぶという場合は「往診」です。「往診」と「訪問診療」とでは医療保険の診療報酬点数が違ってくるのですが、それは医療側の問題。

患者さん側からすれば、「訪問診療」で定期的に自宅へやって来る医師は、患者さんにとって「自分の体のことをよくわかってくれる」、スペシャリストなのです。

医師や看護師が患者さんの家へ出向き、「こんにちは」と挨拶をして、靴を脱いで家に上がらせてもらうことが大きな特徴である在宅医療においては、患者さんが主体。

ですから私は、単に患者さんの病気を診るのではなく、一人の人間と向き合うのだという気持ちで診察を行っています。

かつて、こんなことがありました。

50代の原田さんは、末期がんですでに仕事を辞め、自宅で寝たきりの生活を送っておられました。

初めてお目にかかった時の印象は「不機嫌そうだな」というもの。

ところが私が「平尾です。よろしくお願いします」と言いながら名刺を差し出すと、原田さんの表情が一瞬にして明るくなり、ご家族に自分の名刺を持ってきて私に渡すようハキハキと指示なさったのです。

そこから原田さんは、元気な頃にどんな仕事をしていたのか、どんな夢を抱いていたのかなどについて、ご家族もビックリするほど饒舌に語ってくださいました。

これは後になってご家族から聞いた話ですが、あの日、原田さんは「名刺をくれる先生なんて、今まで一人もいなかったなぁ」と感慨深げに語っていたそうです。

おそらく原田さんは、病気になったことで自分は社会から葬られてしまったという寂しさを抱いていたのではないでしょうか。今まで生きてきた「社会人としての自分」ではなく「患者としての自分」という、何か別の存在になってしまったのではないかと。

私としては、いつもの習慣で名刺を差し上げたまでのことだったのですが、期せずして、原田さんの尊厳を尊重することに繋がっていたのです。

病院の医師と在宅医の違い

医師が患者さんの話にじっくりと耳を傾け、心に寄り添えば、信頼関係が生まれます。家族同士では甘えもあり、つい感情的になってしまうといったことが起こりがちですが、患者さんの信頼を得ている医師であれば、ご家族との架け橋になることもできます。医師が患者さんの伝えづらいことをご家族に伝える、あるいは、ご家族の意向を患者さんにそれとなく伝えるといった具合に、連携プレイが成立することによって初めて「支え合う」という強さが生まれるのです。

急性期病院の医師は病気を治すことが仕事です。早急に治療をしなければいけない人の予約が分刻みに、ぎっしりと入る病院では、一人ひとりの患者さんの話にゆっくりと耳を傾けている時間はありません。

さらに検査結果の数値を見て、どんな治療が適切なのかを素早く判断することが求められます。できるだけ回転を速くすることで、治療を待つ患者さんを一人でも多く助けたいというのが急性期病院の使命なのです。

もちろん在宅医も医師である以上、病気を治すことが一つの目標ではありますが、在宅医の仕事の中心は、患者さんやご家族の心のケアであると私は捉えています。

急性期病院が「治す医療」であるとすれば、在宅医療は「支える医療」。それぞれの役割を果たすことが大切なのです。

在宅医療は「支える」医療

在宅医療は、まさに「生きる」を支える医療といえます。

少し難しくなりますが、それを理論的に説明している本があります。厚生労働省老健局長をされていた宮島俊彦氏の著書『地域包括ケアの展望』（社会保険研究所刊）の中に、「在宅医療の整備が必要」というくだりがあります。

宮島氏によれば、（入院、通院に並ぶ）「第3の医療」と言われる在宅医療の流れの背景には、超高齢社会の到来がある。「病院から在宅へ」は必然的な流れだというのです。医療依存度の高い患者が病院から在宅へシフトすれば、介護だけでなく、在宅医療が必ず必要になる。そして宮島氏は、その底にある考え方は「生活の継続の保障」という、社会保障の究極の目標と一致すると結論づけています。

こういう観点からも在宅医の仕事は、単に「患者さんの病気を診る」というのではなく、「患者さんとその家族の生活を支える」、そうまさに「生きる」を支えることにあるということができます。

私は、この「在宅医療とは支える医療である」という理念のもと、患者さんやご家族にプライベートな携帯電話番号を教えています。「医師と24時間いつでも連絡をとることができる」、「緊急事態であればいつでも駆けつけてもらえる」という安心感を提供することこそが、在宅医の使命だと考えているからです。

現代のように優れた薬もなく、技術もなかった時代の医者というのは、病気そのものを治すことはできなかったと思います。しかし、患者さんや家族から絶対的な信頼を寄せられていたのではないでしょうか。

「うんうん」と親身になって話を聞く。24時間いつでも対応する。カルテを見なくても病状について把握している……。すべての医師がそうであるべきだというのではありませんが、そういう医師もいないと、途方に暮れ、絶望感を抱く患者さんやご家族がいることは確かなのです。

なによりも、そうした医師との出会いが、「納得死」に繋がると私は思います。

す。

納得診療（インフォームドコンセント）の大切さ

「インフォームドコンセント」という言葉を聞いたことのある人も多いと思います。

病院へ入り、手術が必要だということになった時、医師から治療計画の説明を受け、同意したらサインをする。「手術は○月○日です」、「手術のやり方はこうです」と書いた紙を渡され、同意したらサインをするというのは、どこの病院でも実施しています。

これは契約社会であるアメリカから来た考え方なのですが、日本医師会では「納得診療」と呼んでいます。

医師から「私が説明したこと、わかりましたか?」と訊かれ、「わかりました」と答える。次に医師が「それではサインをしてください。同意していただけないなら、うちの病院での治療は受けられません」というのがアメリカ型だとすると、「納得するまで質問してください。その上で納得することができたら同意してください」というのが日本型。同じことを言っているわけですが、ちょっとニュアンスが違います。

日本は契約社会ではなく、絆社会。ですから突き放すのではなく、信頼を得て治療を進めたいと考える傾向が強いといえるでしょう。

究極的な言い方をすれば、「この医師の言うことに従ってダメであったのならしょうがない」と割り切ることができるかどうか。つまり納得して死ぬことができるかどうか。納得して看取ることができるかどうか。ここが非常に大切なところだと私も思うのです。

長く在宅医をしていると、患者さんの死後、「このご家族は、きっと納得していないだろうな」という場面に遭遇することがあります。川西智子さんの息子さんのケースがそうでした。

病院から「74歳になる女性で胃癌の末期なのですが、在宅医療に切り替えたいと希望なさっておられるので診ていただけますか?」と連絡があり、「こちらにいらしていただければ」と引き受けました。それが川西さん、そして息子さんとの出会いのきっかけでした。

最初私のもとへいらしたのは息子さん一人でしたが、聞けば、川西さんは一カ月半前まで普通に暮らしていたとのこと。ある朝、嘔吐したので、念のためにという軽い気持ちで胃カメラでの検査をした結果、いきなり末期がんだと告げられたというのです。

それが一カ月前ということで、息子さんとしては実感がないというか、その時点ではまだ狐につままれたような気分でいたわけです。

母親が末期がんだなんて受け容れられないという一方で、なんとしてでも助けてあげたいという想いから、保険診療外であることは承知の上で、つまり高額の治療費を覚悟の上で、「免疫治療をやりたい」と希望なさっておられました。

ところが私が川西さんの診察をするために、その日の午前中ご自宅へ同行したところ、川西さんは呼吸が苦しくて、布団の上で悶えているような状況でした。

そこで呼吸困難を和らげるためにステロイドの筋肉注射をして、ベッドの用意、酸素の準備、訪問看護の手配を整えました。

その時点で息子さんにも「もう免疫治療を行えるような段階は越えており、危ない状況を迎えています」とお伝えしたのですが、「まさか」という気持ちがあったのでしょう。どうしても外せない用事があるので会社へ行ってきますと、息子さんはあとのことを奥さんに任せて出社していきました。

その後、私は別の訪問診療へ向かいましたが、その診察中、18時に電話が鳴り、川西さんのお宅へ駆けつけると、すでに川西さんは息絶えていました。

慌てて帰宅した息子さんは、何が起こったのかわからないといった様子で、「嘘だろう」と繰り返しておられました。

愛する人を看取る時、家族が心の平穏を保つことは難しいものです。「ああ、死んでしまった、もう会えない」という哀しみと、「つらい痛み、苦しみから解放されてよかったね」と故人に寄り添う気持ちが交錯して折り合いをつけることができれば、なんとか死を受け止めることができるのではないかと私は思います。

川西さんの息子さんの場合は、なにもかもが突然で、それゆえに介護も治療も中途半端に終わってしまい、複雑な心境だったはずです。

私が「ステロイドの注射が死期を早めたのかもしれません」と説明すると、「わかりました。ありがとうございました」とおっしゃってはいましたが、その日の朝に会ったばかりでしたので、信頼関係を築くこともできず、したがって哀しみを共有することもできず、在宅医としての大きな虚しさを抱きました。

「同意」するのは一瞬でも、「納得」するためにはある程度の時間がどうしても必要なのだと痛感した出来事です。

医療と生活は両立できるのか？

私が医師になったのは40歳の時でした。

高校卒業後、私が最初に進学したのは埼玉大学の理工学部。本当は医学部を志していたのですが、自分には無理だと端から諦めてしまったのです。

大学では生化学を学びましたが、学生生活を謳歌しすぎたツケが回ってきたのでしょう。希望していた職業に就くことができず、卒業後は大学時代にアルバイトをしていた埼玉県北本市で学習塾の経営に携わることになりました。

しかし、ある時、医学部に合格した塾の卒業生に「おめでとう！」と伝えながら思ったのです。「アレッ？　なんか変だぞ。僕は医学部を諦めたのに、なんで僕が教えた学生が医学部に入れるんだ」と。

そこから次第に人生をやり直してみたいと思う気持ちが強くなっていきました。一年間だけと心に決めて、歳の離れた従兄と共に大宮の予備校に通うことにしたのは31歳の時です。

せっかく勉強したのだからと、力試しのつもりで群馬大学医学部に挑戦したところ、32歳にして合格。私は晴れて医学生となったのでした。

思春期の頃から「人はなぜ生きているのか？」といった哲学的（？）なことについて考えるのがライフワークとなっていた私は、人間の心の研究をしたいと思っていました。そこで、研修先としてさまざまな事情を抱えた人が出入りするリハビリ病院を選んだのですが、その病院の院長が在宅医療を行っていたのです。

往診に同行しているうちに在宅医療に関する興味が高まり、本格的に在宅医としての道を歩み始めたのは2000年の1月。その年の4月に介護保険制度が施行されるのを見据えてのことでした。

クリニックの開業と同時に介護サービスの会社を立ち上げましたが、それは寝たきりのお年寄りを診ていて、介護をする家族は大変だと痛感していたからです。私は常々、在宅医療と在宅介護はセットで行わなければ、患者さんとご家族が共倒れにならないとも限らないと感じていました。

在宅医療は単に「医師が家に出向く医療である」というだけではありません。たとえがんの末期であろうと、家に帰れば生活が待っています。病院では、患者さんは生活とは無縁の環境に置かれているわけで、いってみれば医療と生活は対照的な関係です。

そうしたことから、果たして生活のことまで考えた医療が成立するのだろうか？　という疑念を私は強く抱いていたのですが、問題解決の鍵は介護の充実にありました。

医療と生活のあいだに介護が介在することによって、医療と生活は両立すると確信したのです。

地域包括ケアシステムを知っていますか？

人々が安心して生活するためには、医療と介護サービスが車の両輪のような機能を発揮しなければいけないと、常々私が考えていたことについては、すでにお伝えしました。

そんな中、２０１２年度の介護保険法改正では、「地域包括ケアシステム」の推進が盛り込まれました。

「地域包括ケアシステム」とは、認知症や要介護状態になっても、人が住み慣れた地域で、自分らしい暮らしを、人生の最期まで続けることができるよう、住ま

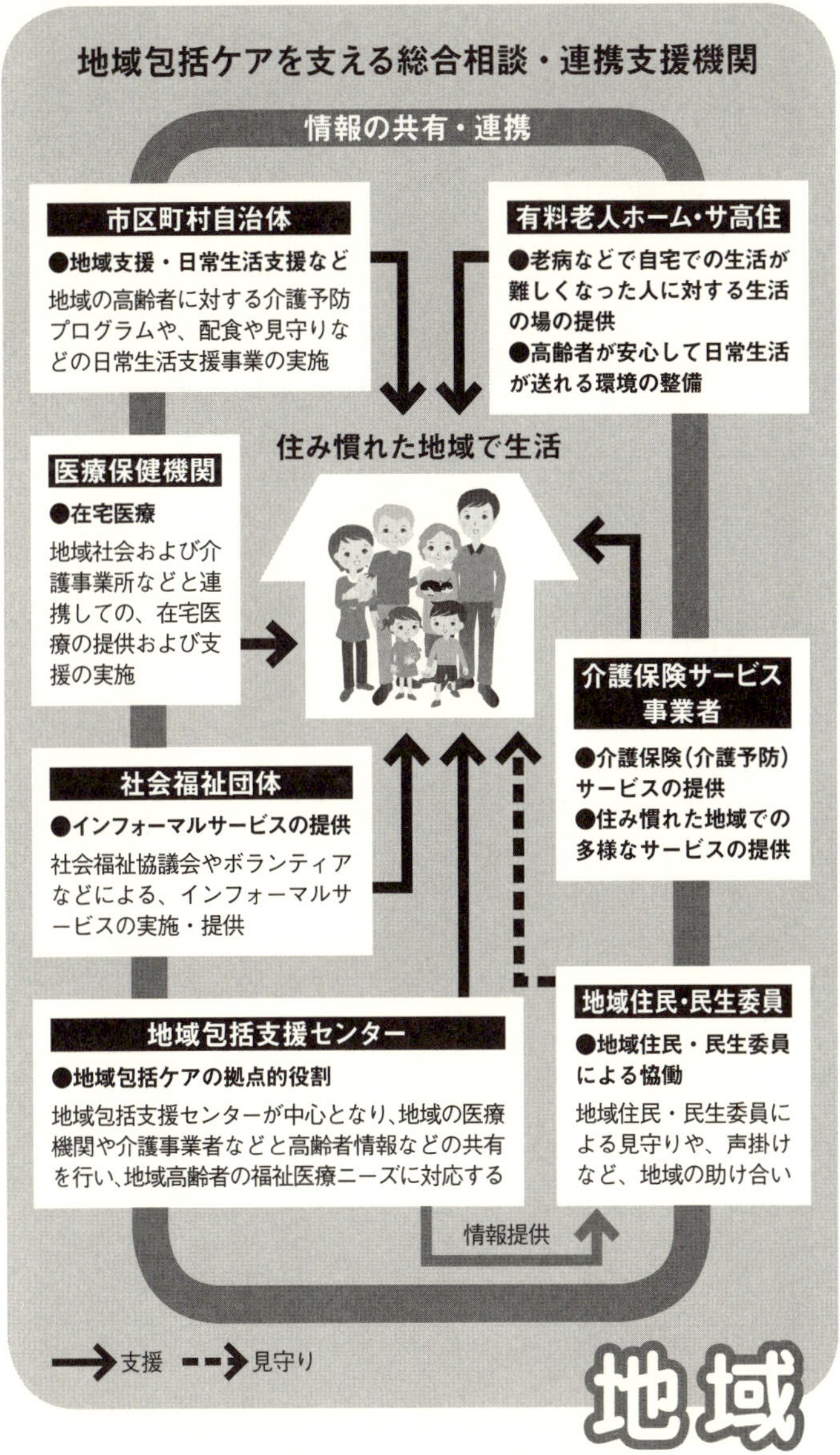
地域包括ケアを支える総合相談・連携支援機関
情報の共有・連携
市区町村自治体
●地域支援・日常生活支援など
地域の高齢者に対する介護予防プログラムや、配食や見守りなどの日常生活支援事業の実施
有料老人ホーム・サ高住
●老病などで自宅での生活が難しくなった人に対する生活の場の提供
●高齢者が安心して日常生活が送れる環境の整備
住み慣れた地域で生活
医療保健機関
●在宅医療
地域社会および介護事業所などと連携しての、在宅医療の提供および支援の実施
介護保険サービス事業者
●介護保険（介護予防）サービスの提供
●住み慣れた地域での多様なサービスの提供
社会福祉団体
●インフォーマルサービスの提供
社会福祉協議会やボランティアなどによる、インフォーマルサービスの実施・提供
地域住民・民生委員
●地域住民・民生委員による協働
地域住民・民生委員による見守りや、声掛けなど、地域の助け合い
地域包括支援センター
●地域包括ケアの拠点的役割
地域包括支援センターが中心となり、地域の医療機関や介護事業者などと高齢者情報などの共有を行い、地域高齢者の福祉医療ニーズに対応する
情報提供
支援
見守り
地域

い、医療、介護、予防、生活支援が一体的に提供されるシステムのことです。

現状では高齢者が対象となっていますが、「地域包括ケアシステム」が日本中に広がり、在宅医療を行う医師が増え、お年寄りだけでなく、在宅医療を必要とするすべての患者さんが、最期まで安心して、自分らしく過ごせるようになればいいなと私は考えています。

「地域包括ケアシステム」が定着すれば、ご家族も自己犠牲を強いられることなく、したがってストレスを抱えることなく、穏やかな気持ちで、心おきなく看護や介護ができるようになるでしょう。そのことが患者さんの充実した闘病生活に直結するはずです。

緩和ケアと棺桶屋

私が在宅医を始めた当時、こんなことを話していた男性の患者さんがいました。

その方はがんセンターで手術をし、抗がん剤の治療を受け、放射線療法も受けたということでしたが、いよいよ転移がひどくなり、ある日、医師から「うちでの治療はもうありませんから、緩和ケアへ行ってください」と言われたそうです。

ところがその時、その方には先生の言葉が「うちでの治療はもうありませんから、棺桶屋へ行ってください」と聞こえてしまったと。そう言ってその方は豪快に笑ったのですが、聞いている私としては、なかなかにきついブラックユーモアでした。

それはさておき、棺桶屋などと聞き間違えてしまったことからもわかるように、15年前には、まだ「緩和ケア」という言葉が一般に普及していなかったのです。

多くの人が、がんになったら病院で治療をして、完治すればいいけれど、そうでない場合には、痛みに顔を歪めながら死んでいくのだと認識していた時代でした。

あれは私が医師になった22年前（1993年）のことです。

ある日、先輩の医師から「平尾君、プロンプトンカクテルって知ってるかい？」と言われたことがありました。

ブロンプトンカクテルとは、イギリスの王立ブロンプトン病院で、末期がんの痛みを取るために開発されたカクテルです。レシピは、モルヒネ、コカイン、クロロホルム水といった医療用麻薬をアルコールで割り、フレーバーシロップを少々。

絶妙な配合で作られたこのカクテルを飲めば、速やかにがんの患者さんの痛みを取り去ることができる。ひいては苦しむことなく死ぬことができるのだと教えられ、がんの患者さんに飲んでもらうことになりました。

ところが、ブロンプトンカクテルを飲んで食事をした患者さんの胃はまったく動かない。食べたものを消化せずにそっくりそのまま嘔吐してしまうので、どうしたものかと頭を抱えていたことを覚えています。

今にして思えば、当時は、日本の一般病院における緩和ケアの黎明期だったのです。

その後、緩和ケアという概念は、WHO（世界保健機関）の普及活動などにより躍進的に広まりました。

それまで日本の医学界では、医師の使命は病気を治すことだと妄信的に捉えられていました。診察、検査、治療、延命を目的に取り組み、最善を尽くすのだと。もちろん間違っていません。しかし、その考えでいくと、手の施しようがないと判断された患者さんはどうなるのでしょう？　治すことが使命の医師にとって、治らない患者は、最早、興味の対象ではないということになってしまわないとも限りません。

そこに登場したのが緩和ケアという概念でした。診察、検査、治療、延命以外にもすべきことがあるのではないか？　余命を宣告された患者さんの痛みを取り除き、不安を和らげ、安らかな気持ちで死を迎えるための支援をする。それらもすべて医療の一環なのではないか？　という流れが生まれたのです。

がん疼痛治療を推進した第一人者として知られる武田文和先生を中心に、多くの医師が医療用麻薬の使い方を学ぶために渡米し、そうして日本における緩和ケアに対する認識や知識、技術力が高まっていきました。

在宅医療＝在宅ホスピス

緩和ケアは、病院の緩和ケア病棟で受けることができますが、日本ではこの緩和ケア病棟のことを「ホスピス」と言います。

2002年にWHOによって定められたホスピス（緩和ケア）の定義は以下のとおりです。

「緩和ケアとは、生命を脅かす疾患による問題に直面している患者とその家族に対して、痛みやその他の身体的問題、心理社会的問題、スピリチュアルな問題を早期に発見し、的確なアセスメントと対処（治療・処置）を行うことによって、苦しみを予防し、和らげることで、QOL（クオリティ・オブ・ライフ）を改善するアプローチである」

そして、具体的な緩和ケアの内容として、

- 痛みやその他の苦痛な症状から解放する
- 生命を尊重し、死を自然の過程と認める

・死を早めたり、引き延ばしたりしない
・患者のためにケアの心理的、霊的側面を統合する
・死を迎えるまで患者が人生を積極的に生きて行けるように支える
・家族が患者の病気や死別後の生活に適応できるように支える
・患者と家族（死別後のカウンセリングを含む）のニーズを満たすためにチームアプローチを適用する
・QOLを高めて、病気の過程に良い影響を与える
・病気の早い段階にも適用する
・延命を目指すその他の治療（化学療法・放射線療法）とも結びつく
・臨床的に不快な合併症の理解と、その対応の推進に必要な諸研究を含んでいる

http://www.hpcj.org/what/definition.html

特定非営利活動法人 日本ホスピス緩和ケア協会ホームページより抜粋

と掲げています。

ホスピスの語源は、ホスト、ホステス、ホスピタル、ホテルと同じで「おもてなし」。その昔、医療がまだ発達しておらず、治療といってもおまじないレベルだった頃に、死に逝く人をおもてなしするための場所は、欧米では修道院だったのだとか。

このおもてなしの精神を本格的に形にしたのは、イギリスにセント・クリストファー・ホスピスを設立したシシリー・ソンダース氏です。1967年のことでした。

人が安らかに死を迎えるためにもっとも大切であるとされているのは、痛みのコントロールです。

シシリー・ソンダースは、がんの痛みをトータル・ペインと捉え、痛みには「身体的な痛み」、「精神的な痛み」、「社会的な痛み」、「スピリチュアルな痛み」という4つの因子があるとした上で、それぞれの因子が身体的な痛みを増幅させると言っています。

家族など親しい人の愛に触れ、人との交流を通して心の痛みを取り除くのと共に、オピオイドなどの医療用麻薬を正しく使い、身体的な痛みを取り除くことで、初めてQOLの向上、すなわち自分らしく生きるための生活の向上を実現することができるのです。

医療用麻薬は、私が初めてブロンプトンカクテルの存在を知った22年前から猛烈なスピードで画期的な進化を遂げました。現在では在宅医により痛みのコントロールを行うことができます。

がん末期の患者さんにとって、在宅医療とは在宅ホスピスのことなのです。

第二章

合わない担当医と離れるのはお互いのため

在宅医療に切り替えるタイミング

皆さんの中には、現在、がんで在宅療養中の方、またはその家族の方もおられることでしょう。

最初にお伝えしておくと、私は医師として治療（がんとの闘い）を否定するつもりはありません。

治療の結果、完治したという人を大勢知っています。たとえ完治しなくとも、余命3カ月と宣告された人が治療することによって1年生きたというのなら、それはそれで素晴らしいことです。

しかし、再発、転移があり、もうこれ以上侵襲的な治療（手術や抗がん剤など）の効果が期待できないとなった場合には、立ち止まって考えてみることをお勧めします。

これは、私の地元である埼玉県北本市の文化センターで「がんを予防して幸せに生きる！　がんがあっても前向きに生きる！」と題する市民公開講座が開催された時の話です。

シンポジウムの司会進行は学際情報学博士の中村直行先生、パネラーは国立がん研究センター中央病院・内視鏡センター長の斎藤豊先生、埼玉県立がんセンター・病院長の田中洋一先生、そして私。

シンポジウムの最後に中村先生から、

「もし、先生方ががんに罹患されたら、どのように生きていきますか?」

という質問があり、それぞれに自分の考えを述べました。

斎藤先生は、

「早期発見、早期治療であれば普通に生きていきますが、そうでなかった場合は、好きなものを食べて暮らしたいと思います」

と話されました。

田中先生は、

「治るものなら何としても治そうと努力します。それでも治らないとわかった時には、これが自分の運命と受け止め、ある程度好きなことをやらせていただきます。でも、決して人に迷惑はかけないようにしたいと思います」

とおっしゃいました。そして私はこう答えました。

「私は今年60歳になります。この歳になると、何が起きても大概のことは受け止められます。がんも同じで、病についてよく知ろうという気持ちになると思います。治らないとわかったら、人にうんと迷惑をかけて生きます」

このことからもわかるように、がんについて熟知し、数多くのがんの患者さんと向き合ってきた医師は、どんなに懸命に治療に臨んでも、虚しい結果に終わることもあるということを、頭でなく体験的に会得しているのです。

そして、その場合には死を受け容れ、余命をどう生きるのかということに気持ちを切り替えることが理想的な選択であるということも。

準備をするのは退院してからでは遅い

がんを告知されると、その瞬間から次々と疑問や不安が浮かんできます。

その心理状態については後に詳しくお伝えしますが、誰でも「この病院でいいのだろうか」、「この治療法でいいのだろうか」、「自分は、そして家族は、これからどうなってしまうのだろうか」と考えるもので、悩みは尽きません。

それでいて患者さんの心の内は、なかなか医療者には伝わりにくいものです。ですからご家族には、できるだけ患者さんの悩みを聞いてあげてほしいと思います。

そして患者さんは、気兼ねなく、率直な気持ちを家族に伝えてほしいと思います。

私は前述のシンポジウムで「人にうんと迷惑をかけて生きます」と言いましたが、これはあながち冗談でもないのです。

家族に迷惑をかけて生きるというのは、少し極端な表現だったかもしれませんが、私が言いたかったのは、自分の心を解放することの大切さです。

自分の心を解放することが、心安らかに余命を生きるための秘訣だと私は確信しています。苦しければ苦しいと訴え、悔しければ悔しいと怒り、哀しければ哀しいと泣き、不安であるなら何が不安なのかを語る。

そのことによって、問題が解決するというわけではありませんが、少なくとも自分の気持ちを整理することはできます。

人間である以上、感情に翻弄されるのは当然ですが、感情に振り回されているうちは、何が大切なことなのかが見えてきません。感情を吐露し、冷静な気持ちで人生を俯瞰する。そうすることでのみ見えてくる死生観というものがあります。

さらに、悩みを打ち明けることによって家族の絆が強まることも期待できるでしょう。

患者さんを直接支えているのが家族だとしたら、患者さんとご家族を支えるのが、在宅医や訪問看護師の役目となります。在宅医療は「支える医療」であるといわれるゆえんです。

家に帰りたい、そのためには専門家の支えが必要だ。そう思った時が在宅医療に切り替えるタイミングだといえるわけですが、退院してから動くのでは少々遅い気がします。

　これはがん以外の病気を患っておられる患者さんに対しても同じことがいえます。先にも触れましたが、急性期病院では治療を終えた患者さんをいつまでも入院させておいてはくれません。

　退院したあとはどうするのか？　すっきりと完治し、健康であった時と同じ生活に戻ることができる人はいいですが、そうとばかりは限りません。

　安静にしていなければいけない人もいるでしょう。リハビリが必要な人もいるでしょう。車椅子の生活になる人もいるでしょう。寝たきりになる人もいるでしょう。

　患者さんは一人で生活できるのか、家族が少し手助けすれば暮らすことができるのか、それが無理ならどうするのか……。

　入院中から、もっといえば入院が決まった時から、さまざまな場合を想定し、本を読んだり、体験者の話を聞いたりしておく必要があります。

　そして、こうすると決めたら迅速に行動することが大切なのです。

在宅医の探し方

治療を止めるにあたっては、よくご家族で話し合う必要があります。自分たちだけで結論が出ない場合には、病院の緩和ケア科や、相談支援センターに相談してみるのも一案です。原則として相談は無料です。

患者さんが入院している場合

病院の「相談室（地域連携室）」を訪れましょう。病院の相談窓口では「医療ソーシャルワーカー」と呼ばれるスペシャリストが応じてくれます。「医療ソーシャルワーカー」は、医療の連携、医療制度をどう活用するかについての専門家です。

家族内の問題や金銭的な問題も含め、どんな選択肢があるのかを相談してみるとよいでしょう。

具体的に「在宅医療に切り替えたいのですが」と伝えれば、自宅のある地域で活動している在宅医を紹介してくれます。前にも触れましたが、私の患者さんも、そのほとんどがそれまで入院されていた病院からの紹介です。

すでに自宅で療養中の場合

- 市役所の介護保険担当窓口
- 地域の保健所
- 地域包括支援センター
- 訪問看護ステーション
- 居宅介護支援事業所
- 地域の医師会

などで、自宅の近くに在宅医がいるかどうかを調べてもらうことができます。

在宅医に関する情報は、市町村で配布されている「医療・福祉機関リスト」などにも掲載されています。

その他、インターネットで調べることも可能です。

よい在宅医の選び方

日本では2006年に「がん対策基本法」が制定され、がんに携わるすべての医師が緩和ケアに関する講習を受けなければならないとされています。そこでは、がん患者さんに対する告知方法や、緩和ケア、心のケアなどについて学びます。

2012年の改定により、基本計画は、「5年以内にがん診療に携わるすべての医療従事者が基本的な緩和ケアを理解し、知識と技術を習得する」、「3年以内に拠点病院を中心に緩和ケアチームや緩和ケア外来の充実を図る」とされています。

しかし現状では、まだまだ緩和ケアの知識のない医師が大勢います。そうなってくると問題は均てん化です。

「均てん化」は医療政策の分野で用いられる言葉で、医療サービスなどの地域格差をなくし、全国どこでも均一な医療を受けることができるようにすることを意味します。

在宅医療の均てん化も緩和ケアと同じく、遅れています。都心部など、在宅医療の体制が整っている地域はよいのですが、そうでない地域もあって、そうした中で在宅医の看板を、診察報酬の点数がいいからという病院経営的な事情から掲げている診療所もあるかもしれません。そうした診療所では24時間体制をうたってはいても、深夜や休診日などには、専門外の医師をアルバイトで雇っていることもあります。

そのような診療所では、患者さんのご家族から「熱が出ました」と連絡があったとしても、対処できず、「タクシーで病院へ行ってください」などと伝えて終わりになってしまわないとも限りません。

そんな在宅医療では意味がありません。

訪問診療(定期的な診療)と、往診(困った時にはいつでも来てくれる)がきちんとセットになっていること。これが在宅医を選ぶ時のポイントだと思います。

在宅医の選び方について訊かれることも多いのですが、在宅医療に携わる者の務めは、患者さんやご家族が、何を必要としているのかを把握し、それらの問題を解消する手助けをすることだと私は考えています。

そのためには、じっくりと患者さんやご家族の話を聞く必要があります。言い換えれば、いかに相談しやすい医師であるかが、在宅医としての最大の資質だといえるわけです。

誰がいい、悪いということではなく、相性の問題もあります。この人は話しやすいなと感じるかどうか、第一印象を大事にしてください。

地域に「かかりつけ医」を持とう

日本医師会では「かかりつけ医を持とう」というキャンペーンを行っています。たとえば心臓の病気かなと思った時、心臓病の名医のいる病院、あるいは心臓病ならこの病院だと名の通っている病院がベストであると誰でも考えます。

大きな病院は、いざという時に入院できますし、医師もたくさんいて安心感があるというのがメリット。心臓病に強い病院であれば、心臓病患者に対する経験値も高く、最新医療を取り入れて治療にあたってもらえるという期待を抱くこともできるでしょう。

ところが実際には、生活習慣病などの安定している疾患であっても、大きな病院に通院している人が大勢いることから、今すぐに命にかかわる病気でない場合には、なるべく大きな病院ではなく、地域の診療所にかかりつけ医を持とうと、医師会では促しているのです。

大きな病院では、医師は午前中に外来の患者さんを50人～100人診て、午後から入院している患者さんを診察します。

さらに重症な患者さんがいれば、早朝深夜を問わず駆けつけ、治療にあたらなければいけません。言ってみれば、医師にとって病院は戦場。そんな病院に求められているのは、命にかかわる深刻な疾患を持った患者さんの治療を優先することなのです。

病院経営の立場からすれば、患者さんが減ることは好ましいとはいえませんが、本来、病院は入院治療を中心とし、外来通院はそのフォローをするところ。

手術後の患者さんであっても、病状が落ち着いている人のフォローは、地域の診療所の医師でも十分にできます。そこで、主治医に紹介状（診療情報提供書）を書いてもらい、自宅の近くの診療所へ通うことが望ましいのです。

地域の診療所に通っていて病状が悪化した、あるいは地域の診療所へ行ったところ、深刻な状態であることが判明した場合に、逆に大きな病院に紹介状（診療情報提供書）を書いてもらうということもできます。

地域にかかりつけ医を持っていれば、なにかと心強いのです。在宅医療に関する相談にも、親身になって応じてくれることでしょう。

ちなみに在宅医としての私の患者さんの中には、もともと心療内科に通っておられた方もいます。私はたまたま在宅医もかねていますが、かかりつけの医師に在宅医療を行ってもらうことができないか尋ねてみるのもよいのではないでしょうか。

在宅医に相談するために

在宅医がみつかり、具体的な相談をしたいと考えた時には、入院中、あるいは通院中の病院からの「紹介状」があるほうがスムーズに事が運びます。是非、主治医に書いてもらった紹介状を持参しましょう。

また、相談のために在宅医を訪れる際には、最初は（患者さん本人を除き）ご家族だけで足を運ぶようにしてください。

在宅医療が必要な患者さんは、寝たきりの方や体が不自由な方、安静にしている必要のある方がほとんどです。そうした方に無理を押して来ていただいても、相談如何によっては無駄足になってしまわないとも限りません。

在宅医は、まずご家族から患者さんの状態や家庭環境などを聞いた上で、在宅医療が可能であると判断した場合には、患者さんのご自宅へ行って診療を行うというのが基本的な流れです。

在宅医療を始めることに決めたからといって、現在かかっている病院との縁を切る必要はありません。

そのほうが安心だというのであれば、半年に一度の割合で病院にかかりながら、定期的に在宅医療を受けるということも可能です。

手術後、安定していることを受けて退院し、在宅医療に切り替えた、日帰りの抗がん剤治療などを行いながら在宅医療を開始したという場合でも、再び病状が悪化してしまったら、もともと通院していた病院へ再び入院することもできます。

つまり、一度決めたら貫かなければいけないなどということはないということです。病院の医師に在宅医に切り替えたいと言うのは失礼にあたるのではないか？　と考える人もいるようですが、そんなことはありません。在宅医療をしていたのに、病院へ戻りたいなどと言い出したら、在宅医がガッカリするのではないかと考える方もいますが、心配は無用です。

実際、余命を宣告されたからと在宅医療に切り替えた患者さんが、やはりもう一度、抗がん剤治療をしたいと考え直したというケースもありました。

効果は期待できないという場合には、そうした意見を交わしますが、最終的に決めるのは患者さん本人です。大切なのは、本人が納得のいくように生きることだと私は心から思います。

そのことを理解せず、病院に戻りたいと考える患者さんやご家族に対して「病院へ戻るなら、二度と私は診ませんよ」などと言う在宅医がいたとしたら、縁を切ったほうがよいでしょう。

在宅医療を受けるために必要な準備

在宅医療を受けるためには、在宅医を探すのと同時に、役所の介護保険の担当課へ行き（本人でなくても、代理人でも構わない）、介護保険の準備を整えておく必要があります。

介護保険制度を使うと、訪問介護、訪問看護、訪問入浴、訪問リハビリテーション、介護用ベッドや車椅子の貸し出し、ポータブルトイレの購入など、介護をする上で便利なサービスを原則1割負担で受けることができるのです。

とはいえ、介護保険は申請してから認定されるまでに一カ月ほどかかりますので、早め早めの行動を心掛けましょう。

介護保険の申請と前後して行わなくてはいけない重要なこととして、ケアマネジャー選びも挙げられます。

在宅医療を受けると一言に言っても、その内容は千差万別。そこで、各々のケアプランを立てることが必要となってくるわけですが、患者さんや患者さんの家族は、そもそも、どんなサービスがあるのか知らない、どんなサービスが必要なのかわからないというケースがほとんどです。そこで必要となるのが、介護サービスのエキスパートであるケアマネジャー。そして医療ソーシャルワーカー（地域連携室の相談員）。

ケアマネジャーは、患者さんや家族から、これまでの闘病の経緯や、これまでの生活、現在の病状や健康状態、今後の希望、家族がどのように介護に関わることができるのかなどをリサーチした上でケアプランを立てます。

プランは一度作ればおしまいというわけではなく、患者さんの心や体の問題、ご家族の事情、環境の変化など、状況に応じて調整していく必要があるため、ケアマネジャーとは長いつき合いになります。

知識が豊富であるかどうか、じっくりと話を聞いてくれるかどうか、フットワークがよいかどうか、福祉や医療に関する情報に精通しているかどうか、これまでの経験などを確認した上で慎重に選んでいただきたいと思います。

もっとも大切なのは、患者さんやご家族との相性。ケアマネジャー探しは、役所の介護保険課などでケアマネジャーの事業所を紹介してもらうことから始めますが、もしも紹介されたケアマネジャーと反りが合わないなどの問題が生じたら、再び事業所に連絡をして、替えてもらうことも可能です。

お金の話

あるＮＰＯ法人が、がん診療拠点病院で従事する相談員３１５名に「どのような相談内容が多いですか」というアンケートを実施したところ、「治療方針について」や「治療中、治療後の生活設計について」などを抑えて、一番多かったのが「経済面（費用面）の心配について」だったそうです。

医療費がいくらかかるかというのは、一人ひとりの症状・病態によっても違うし、どういう治療を施すかによっても変わるし、なにより「その時点での保険制度がどうなっているか」によって自己負担額が大きく変化するので、いちがいに「これくらいです」とは言えない問題なのですね。

だからこそ、多くの人が不安に感じているのでしょう。

そういうわけで、ここでも厳密に「あなたは1カ月で○万円かかります」と記すことはできません。が、「だいたいこれくらいですよ」という金額を示すことはできるので、参考にしてみてください。

まず、がんなどの重篤な病気にかかった場合、かかる費用は大きく以下の3つに分けられます。

①医療費（処方せんが出る薬代もここに含みます）

②医療費以外の病院に支払うお金
③病院以外にかかるお金

これから順に説明していきますが、①は病院に入院しても在宅療養を選んでも、公的医療保険制度によって負担額の上限が決まっていますから、最終的な支払い額はほとんど変わりません。そして在宅療養の場合、主に②と③が変わってきます。

①医療費について

病気の治療のために必要な検査代、診察費、手術などの処置費用などです。患者さんそれぞれの症状によっても変わりますし、どういう治療を施すかによっても変わります。日本の医療費制度は点数制となっているので、原則として医療費は画一です。ただし病院によって（がん拠点病院の認定を受けているかどうか等）点数が加算されることもあるので、いちがいに「いくら」とは言えません。

現在の医療保険制度では、医療費の窓口自己負担額は70歳未満（義務教育就学前を除く）が3割、70歳以上が原則2割となっています。つまり治療に月額100万円かかったとしたら、70歳未満は30万円、70歳以上は20万円を窓口で支払うことになります（2014年3月31日以前に70歳以上になっている被保険者は1割負担）。

たとえば私が一度自宅へ往診に伺って診察・治療すると、1回830点（＝8300円）。3割負担の方だと自己負担額は2490円となります。週に一度伺うと、月に4回ですので、合計9960円。これに管理料4600円（月に2回以上「計画的に」往診すると必ず加算）がプラスされますので、合計1万4560円／月。

一度に支払うと「ちょっと高いかな」と思う金額ですが、週に一度自宅にかかりつけの医師を呼んで診てもらうコストとしては、常識的な金額だとは思います。またこれは一般的な病院に週に一回通った場合の医療費と比べても、決して高いとは思えません。

また、たとえば末期がんや指定難病の治療で、医療費が高額になる場合はどうか……とご心配の方もおられるかと思います。

そういう場合は「高額療養費制度」というものがあります。家計に対する医療費の自己負担分が過剰なものにならないよう、歯止めをかける国の仕組みです。

具体的に言うと、70歳未満で年収約370万~770万円の方で、医療費が月額100万円かかった場合、その月の自己負担額は8万7430円となります（次ページ表参照／窓口負担の3割・30万円はいったん支払うことになりますが、負担上限を超えたぶん、21万2570円は申請後に戻ってきます。またこの医療費は「一医療機関につき」です。したがって薬局に支払う薬代については別途加算されますが、もちろんその薬代にも同額の上限が設定されます）。

医療費についていえば、病院に入院しても在宅療養に切り替えて在宅医が自宅に訪問し診察・治療・緩和ケアをするようになっても、この負担上限額は変わりません。

また、「多数回該当」という制度もあり、直近12カ月で3回以上この高額療養費制度を利用した場合、自己負担額はさらに減ります。

高額療養費の自己負担額

〈例〉70歳未満、年収約370万～770万円の方の場合
医療費が100万円かかり、窓口負担（3割）が30万円かかった場合

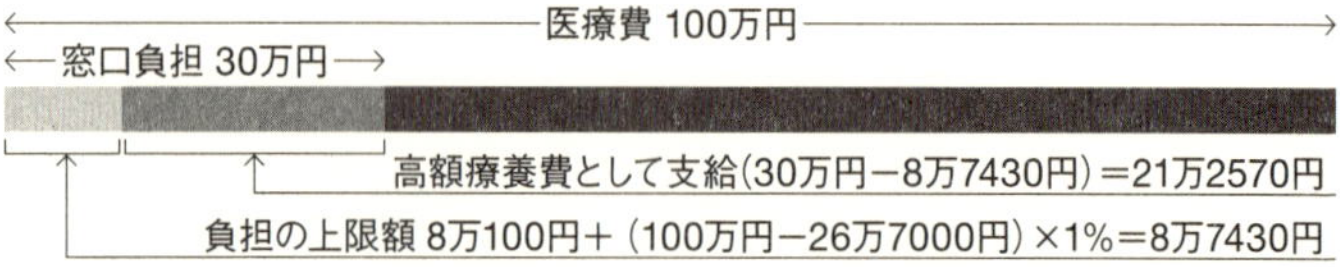

実際の負担額　21万2570円が支給されるので、**自己負担額は8万7430円**

70歳未満の方の所得区分表

所得区分	ひと月あたりの自己負担限度額
年収約1160万円～ 健保：標報83万円以上 国保：年間所得901万円超	25万2600円＋ （医療費－84万2000円）×1% 〈多数回該当：14万100円〉
年収約770万～1160万円 健保：標報53万～79万円 国保：年間所得600万～901万円	16万7400円＋ （医療費－55万8000円）×1% 〈多数回該当：9万3000円〉
年収約370万～770万円 健保：標報28万～50万円 国保：年間所得210万～600万円	8万100円＋ （医療費－26万7000円）×1% 〈多数回該当：4万4400円〉
～年収約370万円 健保：標報26万円以下 国保：年間所得210万円以下	5万7600円 〈多数回該当：4万4400円〉
住民税非課税者	3万5400円 〈多数回該当：2万4600円〉

70歳以上の方の所得区分表

所得区分	外来	ひと月あたりの自己負担限度額
現役並み所得者 （月収28万円以上などの窓口負担3割の方）	4万4400円	8万100円＋ （総医療費－26万7000円）×1%
一般	1万2000円	4万4000円
低所得者Ⅱ（Ⅰ以外の方）	8000円	2万4600円
低所得者Ⅰ （年金収入のみの方の場合、年金受給額80万円以下など、総所得金額がゼロの方）		1万5000円

註1）高額療養費を受け取るためには申請が必要です。また診療を受けた月の翌月から2年間の時効があります。病院と歯医者、入院と外来で扱いが変わるのでご注意を。

註2）高額療養費は「世帯合算」ができます。詳しくは社労士にお尋ねください。また「多数回該当」とは、直近12カ月で3回以上高額療養費の支給を受けた方が、4回目以降に負担する限度額のことを指します。

日本の医療保険制度は高額医療を受ける患者には大変手厚い制度であり（なにしろ100万円の治療が8万7430円で受けられる）、また逆に言えば、そうした保険制度を続けてきたことによって国の負担額が大きく膨れあがり、日本の社会保障制度は破綻寸前に追い込まれている、という現実もあるのです。

②医療費以外の病院に支払うお金について

病院に入院する場合、医療費以外のお金も負担することになります。たとえば、

- 食事代（いわゆる病院食で、保険が適用されない。基本的には一食あたり260円だが、大きな病院ではメニューを選択でき、一食280円で提供するところもあり）
- 先進医療技術費（「陽子線治療」や「重粒子線治療」、「腫瘍脊椎骨全摘術」など、保険が適用されない治療のこと）
- 差額ベッド代（大部屋ではなく個室などを選択した場合にかかる費用。200

9年に厚労省が実施した調査によると、1日の平均差額ベッド代は5740円）

右記について言えば、在宅療養を選んだ場合、支払う必要がなくなる。もちろん食事を用意したりベッドを用意したりと別の負担がかかることになりますが、それは病気にならなくてもかかるお金ですね。

③病院以外にかかるお金について

病気やけがをして通院や入院することになると、病院以外にも細々とお金がかかることがあります。たとえば「交通費」。週に2日通院するとして、電車やタクシーを使うと毎月5000円程度の交通費が発生します。家族が付き添うとなると、その家族の交通費も発生します。

また「日用品」も自己負担することになります。具体的にいうと入院中に使うタオルやパジャマ、下着など。もちろん多くの方は自宅から持っていきますが、誰かが持ち帰って洗濯し、新しいものと取り替える必要があります。

そうした身の回りの手間ひま、家族のサポート代については、入院や通院と在宅療養では「かかる負担が大きく違う」という部分ですね。

さてここまでお金のことについて紹介してきましたが、原則として言えるのは、今の日本の医療保険制度においては、「入院」と「在宅療養」では自己負担額はそれほど大きく変わらない、ということです。

介護保険制度と併用すれば、介護士を自宅に呼んで受ける「在宅サービス」を利用したとしても、それほど高額になるケースはありません（むしろ負担額が減るケースもあります）。

かつて「往診を受けること」ができたのは一部のお金持ちの家庭だけであり、在宅療養を「贅沢なサービス」である、つまり高額な費用がかかると捉えていた人が多いようです。

しかし決していちがいに「高い」といえるものではないので、まずは一度窓口に来て、相談してみることをお勧めします。

※本章は『安心してがんと闘うために知っておきたいお金の実際』（内田茂樹著・主婦の友インフォス情報社刊）を参照しております。

在宅医療でできる治療

第一章で、急性期病院の目的が病気の治療であるのに対し、在宅医療は支える医療であるとお伝えしました。

とはいえ、それは在宅医療においては高度な治療を受けることができないという意味ではありません。

医師によって異なりますが、私が在宅医療で行っているのは、

- 在宅酸素及び人工呼吸器などの呼吸管理
- 中心静脈栄養及び経管栄養による栄養管理
- インスリン注射などの自己血糖管理
- 尿道カテーテルなどの泌尿器科系管理
- 老衰及び末期がんの患者さんに対する終末期ケア
- 主に末期がんの患者さんに対する痛みの緩和

確かに在宅医療ではできない検査や治療もあります。たとえば手術、X線検査

やCT検査、MRI検査、胃カメラなどは、自宅ではできません。しかし、現在では医療器具の小型化に伴い、血液検査、尿検査、心電図検査、超音波検査など自宅で行うことのできる検査の範囲が広くなってきました。

手術が必要であると医師が判断した場合や、自宅ではできない検査が必要だという場合には、速やかに患者さんがそれまでにかかっていた急性期病院に繋ぐなどの対処をしています。

また、「末期がんの患者さんに対する痛みの緩和について、在宅医療ではどのような治療をするのか」という質問を数多く受けます。緩和ケアでは「痛み」を、「身体的な痛み」、「精神的な痛み」、「社会的な痛み」、「スピリチュアルな痛み」の4つに分類しています。そのうちの体の痛み（「身体的な痛み」）を取り去るために使うのは、モルヒネなどの医療用麻薬です。

医療用麻薬は、一昔前に比べて画期的な進化を遂げ、現在では朦朧とすることなく痛みを緩和するといった細かいコントロールが可能になりました。

特記すべきは、即効性を発揮する液体の医療用麻薬や、安定した血中濃度を保つことのできる貼り薬など、目的別に細分化されたことでしょう。

錠剤、液剤として口から飲む「内服薬」、皮内、皮下、筋肉内などに注入する「注射薬」、肛門から入れる「座薬」、皮膚から吸収する「貼り薬」などがあり、注射以外の療法については、在宅医のレクチャーによりご家族が行うことも可能です。

神経性の痛みには医療用麻薬は効果を発揮しないケースもありますが、その場合には、手術などと同様に病院のペインクリニック科に繋ぎます。

第三章

家族と医者が楽に死なせてくれない

ままならない最期

究極的なことをいえば、私は「在宅療養を選ぶことは、多くの人、多くの家庭にとってそれほど難しくない」と思っています。

今後、地域包括ケアシステムが充実し、私達のような医療や介護の専門家のサポートをスムーズに受けることができるようになれば、ますます安心して在宅療養に取り組んでいけるようになるでしょう。

ただし、そこには「最期まで家で看病するのだ」という家族の強い意思が不可欠です。言うのは簡単ですが、現実的にはなかなかに難しいケースもあります。

かつて私の患者さんだった黒川誠さんの話をしたいと思います。重い心臓病を患って寝たきりの生活をしていた黒川さんは、自宅で暮らしたいという強い希望から在宅医療を選択したという経緯がありました。

黒川さんの意思を汲み、奥さんやお嬢さん、息子さんのお嫁さんが、シフトを組んで介護にあたるという理想的な在宅療養の日々を送っておられましたが、そこへ思わぬ横槍が入ります。

ある日、遠くに住む黒川さんのお兄さんが訪ねてきて「なぜ、こんな状態になるまで入院させずに放っておくんだ！」と家族を一喝したのです。

「病気が重いなら病院に入院して治療を受けるのが当たり前だ」と思っている人は、まだまだたくさんいます。家にいると、ちゃんとした治療を受けることができないという偏見を抱いている人も大勢いるのです。

黒川さんのお兄さんが、まさにそうでした。在宅医療に対する理解のないお兄さんにしてみたら、仲のいい弟が入院させてもらうこともできず、つまり十分な治療を受けられずにいて不憫だと思ったのでしょう。これも思いやりです。

しかし、病院でなければダメだという思い込みが、「自宅で最期を迎えたい」という黒川さんの気持ちをたがえることになるという事実に、お兄さんは気づくことができなかった。

お兄さんのあまりの剣幕に、家族はやむなく黒川さんを病院へ入院させてしまいました。黒川さんが病院で亡くなったのは、それから半年後のことでした。

こういう話を聞くにつけ私が思うのは、エンディングノートの必要性です。「自宅で死にたい」という意思があるのなら、それを元気なうちに書き記しておかなくてはいけません。それさえあれば、ご家族もお兄さんを説得することができたのではないでしょうか。

本当にいろいろなご家族があります。離婚して家を出て行ったお母さんががんを患い、娘さんが自分の生家にお母さんを引き取って看病していたケースもあります。

生家ですので患者さんの離婚した夫も暮らす家でしたが、娘さんが「自分が看るから」ということで、押し切ったとのことでした。娘さんと元の配偶者に看取られるというのは、なかなかに稀なことです。こういう最期もあるのだなぁとつくづくと思いました。

地方で一人暮らしをしていたお父さんを嫁ぎ先である埼玉の自分の家に引き取って在宅介護をしていた娘さんもいました。

患者さんであるお父さんも「これで安心だ」と喜んでおられたのですが、このケースでは、お婿さんの理解を得ることができず、板挟みになった娘さんが苦悩の末に、お父さんを老人介護施設に移したという結末に終わってしまいました。

患者さんに精神症状が出たことから、やむなく在宅療養を断念する家族も少なくありません。

「せん妄」といって幻覚妄想的な精神症状に陥る患者さんがいます。軽度の意識障害で、家族のことがわからなくなったり、一過性の興奮状態で大声をあげて暴れたり。そうした場合は脱水症状が原因であるケースが多いので、訪問看護師に「点滴をしてください」と指示したりしますが、するとその点滴の管を引きちぎってしまったり……。

通常、人の心は理性という名のオブラートに包まれているのですが、そのオブラートが剥がれた状態になってしまうのです。しかも、甘えのある家族の前だとオブラートが剥がれやすいという特徴があり、介護をしている家族にしてみたらたまりません。

精神状態が保たれていてこその家族であるといえるかもしれません。家族の顔を見ても誰だかわからない。大声をあげて暴れる。そのことにショックを受けた家族は、「もはや家で看ることはできない」と思ってしまっても、当然でしょう。病院への入院や施設への入所も致し方ないと思います。

さらにいえば、世間の目を気にする人もいます。

しかし私は、そうした方には「世間体はどうでもいいんですよ」とお伝えしたい。共倒れになっては元も子もありません。年間に自殺する人のうち、約1割が介護疲れによるものというデータもあります。

そもそも、「家族なのだから」、「家族なのに」などと、他人がとやかく言うことはできないのです。

家族にはそれぞれの歴史がある

ある時、寝たきりになったご主人の介護のことで相談にみえた60代半ばの女性は、人生の苦しい局面を迎えているのにもかかわらず、朗らかな人でした。

結局のところ、老人介護施設に入所するということになりましたが、私は彼女に対して前向きな印象を受けていたこともあり、

「家で看ていただく方法もありますよ。今は看護師さんが定期的に訪問してくれますし、必要なら、私もご自宅に伺うことができます。自宅で介護している方は意外と多いんですよ。奥さんならできるかもしれません」

と、促してみました。ところが、それに対する女性の返事は意外なものでした。

「嫌です。先生、どうして今さら私が夫の介護をしなければならないんですか。今までも散々夫の世話はしてきました。若い時から酒やパチンコで苦労させられ、子供の世話は一切しない。家庭を顧みない。そんな夫の介護をする義理はありません」

私は何も言うことができませんでした。家族には家族の歴史があります。それは決して覆すことのできないものです。

ここに「最期まで自分らしく生きる」ことの難しさがあります。人は生きたよ

うに死ぬのです。さんざん家族を泣かせてきた人が最期は家族の愛に包まれて死にたいと望んでも、家族にしてみたら無理な相談というものでしょう。家族に看取られて死にたいと望むのであれば、日ごろから家族を大切に生きていなければいけないということです。

在宅医という仕事を通じて、私は時折、「人というのは、自分でも知らず知らずのうちに死ぬ時を目指して生きているのではないか」と思うことがあります。誰しも元気な時には、自分の死について考えることはありません。それでも「よく死にたい」ということを無意識に感じながら生きているのではないかと。

生きていればいろいろなことがあります。よいことばかりではないのが世の常ですが、辛いことにもじっと耐え、時に自己を犠牲にし、人を許し、そうして自分を律して生きることは人生修行なのだと私は思うのです。

家族の形は千差万別

　さらにもう一人、家族の問題を改めて考える機会を与えてくれた人として、高松正さんの事例をご紹介しましょう。

　胃がんの末期で寝たきりの生活をしていた高松さんは、いつものように自宅での診療を終え、帰り支度をしている私に向かってこんな話を始めました。

「僕は社会的には腰の低い人間だと思われていたかもしれませんが、家では暴君だったんですよ。面白くないことがあると家族に当たって。妻を殴り、娘に暴力をふるい。だから孤独なのは自業自得なんですね」

　死を宣告された患者さんと向き合う中で、懺悔ともいえる言葉を耳にすることがあります。誰にも打ち明けることのなかった心のうちを誰かに聞いてもらいたい。ネガティブな感情を吐き出してこの世を去りたいという気持ちが働くのかもしれません。

　高松さんは、娘さんたちが巣立った後、夫婦で暮らしていましたが、私が知り合った頃、奥さんは老人保健施設に入所していて、事実上は一人暮らしでした。

高松さんが胃がんの末期であることを知っていても、娘さんは実家に寄りつきません。いよいよ最終段階に差し掛かっていることを察した私は、すぐ近くに住んでいる下の娘さんに私の診察室へ来ていただけるよう依頼して、こう伝えました。

「食事も食べられない状態になり、もう長くはないと思われます。あと一カ月、いや半月かもしれません」

娘さんは私の言葉を真剣な面持ちで聞いていましたが、返ってきた返事は、想像していた以上に厳しいものでした。

「先生、私は幼い時から父に殴られたり蹴られたりと暴力をふるわれて育ちました。母が苦労をしてきた姿も見てきました。そんな父とは生きているうちは会いたくありません。死んだらあとのことは、きちんとやります。それまではご迷惑でしょうがお願いします」

家族の形は千差万別。在宅医として家族に接して初めて、この家族にはこういう事情があるのかと気づくこともあれば、相談を受けている段階から、この家族には在宅医療は勧められないと思うこともあります。

家族が不仲であるという場合ばかりではありません。むしろ私がもっとも深刻だと思うのは、家族関係が希薄でお互いが無関心であるケース。

それぞれが自分のことしか考えていない家族は、家を見ればわかります。そうした家はたいていゴミ屋敷かというくらいに汚れていて在宅療養をする清潔さが保たれていないことが多いのです。

いずれの場合も、在宅医である私には、それ以上家族の問題に関与することはできません。何かアドバイスすることで物事が上手く運ぶのであれば労を惜しむつもりはありませんが、家族の問題は根深く、他人が口出しできることではないのです。

縁があるとはいえ、突然現れた在宅医が「そうは言っても家族なのですから」、「お父さんには育ててもらった恩もあるでしょう」などと言っても、「偉そうに綺麗ごとを言うのはやめてほしい。第一あなたに何がわかるのですか」と反感をかってしまうだけでしょう。それは、自分が家族の立場に立って考えてみれば明白です。

しかし、時には奇跡のような家族愛に遭遇することもあります。まさに前述の高松さんのケースがそうでした。

娘さんと話をして一週間が過ぎた頃、高松さんはいよいよ眼も開かない状態になりました。

そんなある日、高松さんのお宅を訪問すると、娘さん、そして老健施設に入所しているはずの奥さんがいたのです。思いがけない展開に驚きを隠せずにいる私に、

「先生、もう父は目も開かないという知らせを受けて来ました。これからは毎日、様子を見に来ます」

と娘さん。それは亡くなる2日前のことでした。

そして迎えた最期の日。私が訪問すると、「生きている間は絶対に会わない」とまで言っていた娘さんと、寝たきりの高松さんが手を握り合っていたのです。も

う声も出ないはずの高松さんはオイオイと泣いていました。

「さっき、これまでのことを申し訳ないと謝ってくれたんです」

と言いながら、娘さんも泣いていました。

高松さんは幸せな気持ちに包まれて旅立たれたことでしょう。そして、大きな気持ちで高松さんを許したご家族もまた、悔いなく、これからも続く人生を歩んでいくことができるでしょう。

許すことで、自分も呪縛から解かれる。人の死は実にさまざまなことを教えてくれます。

親の介護を見ていて思うこと

家族であっても自立して生きて行くことが理想である、と言う人がいます。もちろん、それぞれが精神的にも経済的にも自立していれば最高。親は子供に対して、成人するまでは育てるけれど、それ以降は、自立してほしい、自立できる子供に育てなくてはいけないという目的を持って子育てをするのだろうし、そうすべきだと私も思います。

しかし、在宅医療を通して、「自分は一人で生きて行ける」と考える心の傲慢さについて痛感することも確かなのです。

普通に暮らしていて幸せそうに見えても、家族間に摩擦の起こる場合もあります。言い争ったり、時には絶縁状態になったり。反りの合わない家族もいます。家庭内暴力をふるう親を反面教師にして生きる人もいます。本当に人の家というのは一歩踏み込んでみると想像を絶するような問題を抱えているものなのですが、いつしか私は、それが普通なのだと思うようになりました。

それも含めて家族なのです。

その上で考えてみてください。「自分は一人で生きて行ける」と確信している人がいるとして、「自分は一人で生きて来た」と胸を張って言える人はいないのではないでしょうか？

オムツを替え、離乳食を与えてくれた人がいるから、夜中に熱を出したら救急病院へ連れて行ってくれる人がいたから、今の自分がある。そうではありませんか？

親の介護というのは、いってみれば育ててくれた人に対する恩返しです。そういう気持ちで臨んでいただけたらと思います。

そうした心の軸を持ったキーパーソンがいれば在宅療養は成立する。家族の中で、最後まで面倒を見るという人が一人いれば、在宅療養はできるのです。

その人がリーダーとなって家族分担を決める。あるいは家族全員が外出するという場合にも、核となって責任を持って介護をするという人がいれば、ショートステイやデイサービスといった受け皿の手配をすることもできます。それから薬の管理も、一人で行うというのが理想的なのです。

しかし、残念なことに、オムツを替えてもらえていない、体を清潔にしてもらえていないといった、広義の意味での虐待（「ネグレクト」といいます）をされているお年寄りもいます。

家族の中にキーパーソンとなる人がいないのであれば、闇雲に在宅療養をしようなどと考えないことです。

現状では、在宅療養は主に「住み慣れた自宅で過ごしたい」という患者さんの希望で行われることがほとんどですが、今後は、入院代を払うことができないという理由から、在宅療養を望まれる患者さんやご家族が増えることが予想されます。

経済的な問題となると、寝たきりの親がお荷物だという発想にもなりかねません。経済的に苦しい状況であっても、患者さんにとって快適な環境を整えることはできます。そうした時に、ご家族がすべきことは、役所の介護保険担当の窓口などを訪れて相談するなど、制度について知ろうとすることです。道を探ることです。

患者さんがネグレクトされていないか、この家にはキーパーソンがいるだろうかということに注意を払いながら、患者さんやご家族に寄り添うのも、在宅医としての重要な仕事だと、私は考えています。

終末期の捉え方

「終末期」（ターミナルステージ）とは、人がこの世に生まれ、与えられた命を全うし、死んでいくという人生の最後のステージのことをいいます。

いつかやってくる死を自分にとって意義のあることにできるよう、私達は終末期と「死」について考えてみる必要があるでしょう。

医療の場では、一般に終末期を「あらゆる集学的治療をしても治癒に導くことができない状態で、むしろ積極的治療が患者にとって不適切だと考えられる状態を指し、通常は生命予後が6カ月以内と考えられる状態」と定義しています。

また、前出のシシリー・ソンダース氏は、ターミナルケアと呼ばれる終末期の医療・看護・介護を「死が確実に接近している患者で、積極的な治療法を取らない方向に医療が動いており、症状を軽くさせ、患者と家族の両側を支えようとすることになった時のケア」と定義づけています。

そうしたことを受け、在宅医としての私は「その人らしく生を全うできるよう支援し、来るべき死を安らかに迎えられるように」という理念を掲げ、よく生きるための支援とよく死ぬための支援の両面から患者さんやご家族に寄り添うことが自分の使命であると捉えています。

ここで問題となるのが死生観です。死生観は、時代背景、宗教や文化と密接な関係にあり、国や民族によって大きく異なります。

たとえば戦前の日本では、死者が出た家の玄関の戸に「忌」という文字を書いた紙を貼る慣習がどの家にもありました。「忌」とは、「忌み嫌う」という意味。つまり死を不快で忌まわしいこととして捉えていたのです。

また通夜や葬式で配られる会葬の礼の封筒には、塩の入った小さな袋が入っています。これはお浄めの塩で、死という不吉な気配を自分の家に持ち込まないようにということから行われている慣習の一つです。

死を忌み嫌うという考え方のせいでしょうか、日本人は死について語ることを避ける傾向にあるように思います。

たとえば、お年寄りや死を覚悟した人が、死を意識したことを言い出すと、家族や周囲の人が「何を気弱なことを言っているの。早く元気になってね」とか、「死ぬわけないでしょ、頑張らなきゃダメよ」などとはねのけてしまう。家族の誰かが死期を宣告されたという時でさえ、「死について考えるなんて縁起でもない」という思いを持ち続けてしまうのです。

しかし現実はどうでしょう。死は確実に訪れます。余命を宣告された人が死について語ろうとするのは、不安を共有してほしいからなのです。心療内科医である私は、これまでに何人もの患者さんから死について「家族には言えないけれど、先生ならわかってくれるでしょう」と持ちかけられたことがありました。

「死」を忌み嫌う日本では、死に逝く人が孤独感を募らせるケースが多いのです。

死と直面している人は、自分が死期を迎えていることを知っています。人がいかに死を受け容れていくかについては、後の章でお伝えしますが、さまざまな段階を経て、人はやがて、死を受け容れ、達観した死生観を備えていくのです。

そうした人に対して「死を口にするなんて縁起でもない」などと言うのは失礼

です。「頑張って」と叱咤激励するのは酷です。「早く元気になってね」などと声をかけたところで、何の気休めにもなりません。

つまり「死」について語ることに関して、日本人は成熟していないと言えるのではないかと私は思うのです。

いかに死ぬかを考えることは、いかに生きるかを考えることに繋がる。死ぬことを考えたくない日本人の多くは、生きることについて考えることもなく、したがって生きていることに感謝することもない。そうであるとしたら、それは大変に不幸なことです。

宗教性が希薄である一般の日本人は、いかに生き、いかに死ぬのかということについて、真正面から取り組んでこなかったのかもしれません。

自宅で終末期を過ごす患者さんと接する家族に必要なのは、死から目を背けないことなのです。死を意識することなくして、生を輝かせることはできません。

さまざまな死生観

私の住む町には「在宅療養を支える家族・市民の会」という名の集いがあります。中心となっているのは、私が在宅医療で看取った患者さんのご家族です。

私は2012年から、この会の皆さんと共に「自宅でもできる認知症予防」、そして「がんを予防して幸せに生きる、がんがあっても前向きに生きる」という勉強会を開いています。

勉強会では、

「どんなにかっこいい高齢者であろうとしても、永久に美しくあろうとしても、人は必ず歳を取ります」

「ピンピンコロリといけばよいのですが、そうはいかない時もあります。むしろ上手くいかない場合のほうが多いかもしれません」

「がんになるかもしれないし、認知症になるかもしれない。そして多くの人が介護を必要とする。それが現実です」

などと、夢も希望もない話をします。そうはいかないよと、そうは問屋が卸さないよ、というわけです。

同時に美容福祉の分野で活躍している山野美容芸術短期大学の先生方をお招きして、「いつまでも若く美しく」という講演会も開催しています。

そうした場でも、私は本気で「いつまでも若く美しく」なんて無理に決まっている。どうせ学ぶなら、がんや認知症になった時に備えて勉強しておいたほうがいいと言っているのですが、「いつまでも若く美しく」というような内容の講演会は常に満員御礼。一方、私の勉強会はイマイチ人気がありません……（泣）。

前置きが長くなりましたが、勉強会に参加していた女性に、

「がんは、普通の健康診断では早期発見することはできません。がん検診をしっかり受けていただいて……」

と、がん検診のことを説明した時のこと。

「いいの、先生。私は75歳になるまでこうして健康に過ごして来ることができた。だから、これからも今まで通りの生活を続けていくつもりです。病気になっ

た時は、先生にお願いするわ」

私の話をサラリとかわして、笑顔でこう答える女性はとても素敵でした。

「なってもいない病気のことでクヨクヨ悩むより、元気な今という時を満喫したい。美味しい物を食べ、行きたいところへ行き、会いたい人に会い、やり残したことのないようにしたい。それができれば死ぬのはちっとも怖くない」

と続く、その人の話を聞きながら、潔い死生観だなと感銘を受けました。

かと思えば、外来にやってくる75歳の男性は、ナーバスな話しかしません。

「テレビで昨日、めまいの番組をやってました。××大学の○○先生が、めまいは脳卒中の前触れだって話していたんですけど、私も時折めまいがします。もしかして脳卒中の前触れなんじゃないかなと思いまして」

といった具合。この調子で3日とあけずにクリニックへやってくる。病的な心配性なのです（医学的には心気症といいます）。

それにしてもと私は思います。あまり往生際のよくない死生観の持ち主だなと。心配ばかりしていては、せっかくの人生を楽しむことができません。また、このように心配しどおしで人生の貴重な時間を過ごし続けていたら、いざ実際の死に直面した際に、生に対する執着を手放すことが難しくなるのも無理はないのです（もちろん、めまいは重大な病気の前触れであることがあります）。

「私は健康なのよ」とがん検診を受けない女性が正しくて、「病気になるのが怖い」と言っては検査ばかり受けにくる男性は間違っている、という話ではありません。

死生観は人それぞれ。健康診断を受けたい人は受ける、受けたくない人は受けないということでよいと思います。大切なのは「自分で決める」ということです。その上で何があっても人のせいにはしないという覚悟を備えることです。

どうも私には、がん検診を受けないと言った女性が自己責任で生きているのに対し、クリニック好きな男性は依存心が強いように思えて仕方がないのですが、読者の皆さんはどう感じられたでしょうか。

（むろん私は医師として、「検診は受けたほうがよいですよ」と患者さんには常々お話ししております）

わが国の看取りの変遷

自宅で家族を看取るということをテーマに据え、家族の問題や死生観についてお伝えしてきましたが、在宅医療や在宅介護に踏み切るご家族は、実のところ、あれこれ観念的には考えていないのではないかという気がします。

やるか、やらないか。答えは二つに一つです。それを、できるか、できないかと捉え始めると迷路にハマってしまいかねません。

というのも、明治以前の死の看取りは基本的に家族が行っていたのです。家族が死を確認し、家族の届け出によって人別帳から削除される手続きがとられていました。

ここでわが国の看取りの変遷について振り返ってみます。

1874年（明治7年）に医制が導入されたことにより、あらゆる国民に対して医師が死の確認を行う（死亡診断書を書く）ことが義務づけられました。その後も、文化としては日常生活の中にあった在宅死ですが、時代の流れと共に日本人の死に場所は変容していきます。

第二次世界大戦後の医療改革に伴い、１９４８年（昭和23年）に、近代的な医療体制を整えるための医療法が制定され、医療機関の充実が図られ、その結果として、病院数と病床数が飛躍的に増加しました。

さらに、国民皆保険制度により、日本人の医療にかかる経済的な負担が軽くなり、入院は特別に贅沢なことではないという認識が定着します。そうして病状が悪化すると治療者である医師が入院を指示し、患者や家族はそれに従うという図式が生まれ、こうして病院で死ぬことが当たり前のこととなったのです。

発展する医学医療技術は多くの命を救い、人生の期間を延長させましたが、同時に、人の死ぬ場所を家から病院へと移し、見えないところに隔離してしまったと言えるでしょう。

１９９０年以降は、少子高齢化が大きな社会問題として位置づけられるようになり、社会的入院を減らすために老人保健施設が作られ、訪問介護サービスが開始されるなど、介護の社会化が推進されました。

2000年4月には、介護保険制度が施行され、保健、医療、福祉の連携や在宅ケアの充実が図られるなど、在宅で看取ることも可能になりつつあります。しかし残念ながら、現時点では「誰でも希望すれば在宅ターミナルケアを受けることができる」という条件は整っていません。

厚生労働省の発表による「日本人の死亡場所推移調査」によれば、「日本人の死に場所」は徐々に自宅から病院へと移り、1976年には完全に逆転。現在では約8割の方が病院で息を引き取っています（次ページ表参照）。

老人ホームなどの福祉施設で亡くなっている人が1割。自宅で亡くなっている人は残りの1割といったところ。

病院での死が定着した背景には、核家族化の進展や女性の社会進出、医療機関の充実などの社会的要因があります。時代の流れといってしまえば、それまでですが、時代の流れに任せていていいのだろうかと私は思うのです。

日本人の死亡場所推移

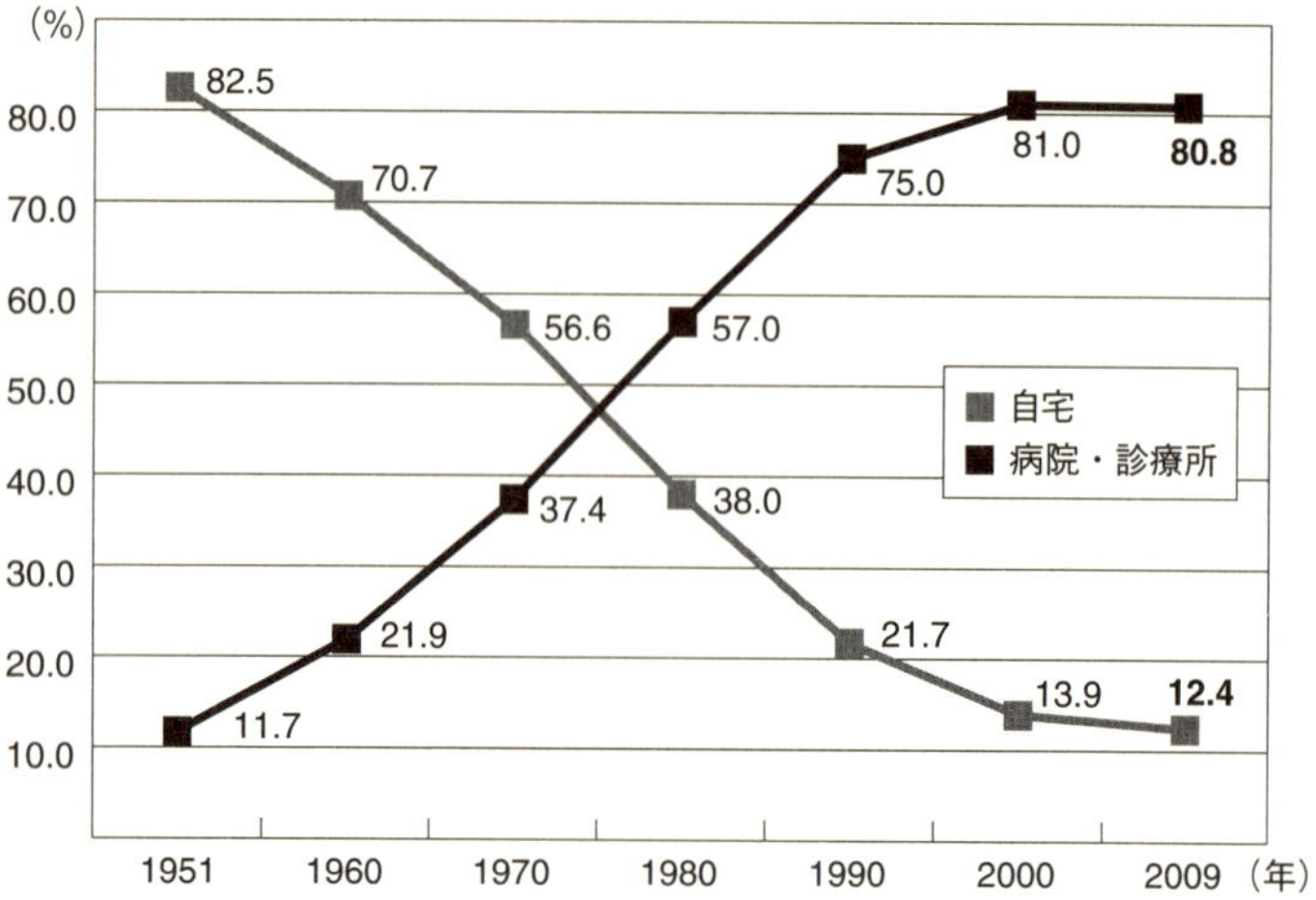

厚生労働省「人口動態統計調書」より
注：1990年までは老人ホームでの死亡は自宅又はその他に含まれている

家族の死を看取ることが日常の出来事の一部であった時代に比べて、家族の死を身近に体験する機会が確実に減った現代では、命が軽んじられている。そうした危機感を抱いているのは私だけではないでしょう。

実はここにもっとも根源的な問題があります。

家族の死を体験すれば人生観が変わります。いつかは自分も死ぬのだという実感が備わり、生きていることに対する感謝の念を抱くようになる。あるいは、自分もいつ死ぬのかわからないのだと悟り、精一杯生きようと心を入れ替える……。

ところが現代では、家族の死に対する感慨が希薄である一方、自分とは無関係な第三者の死は、メディアの情報を通して幾らでも私達の耳に入ってきます。また、ドラマや映画では人の死が、これでもかとばかりに出てきます。格闘ゲームの中では昨日死んだはずの人が今日はまた生き返って闘っています。

最早、死は他人事。死はバーチャルな世界の絵空事。看取りの文化が崩壊し、死を現実のものとして捉え、自ら死生観について考える機会が極めて少なくなった現代は、極めて危険な時代といえるのです。

上智大学名誉教授のアルフォンス・デーケン氏は、ドイツ人の神父であり、死生学で有名な人ですが、そのデーケン氏が「日本では死を考えるという文化が隠ぺいされている」と言っています。

確かにお釈迦様のお誕生日は盛り上がらないのに、キリストの誕生日には大いに盛り上がる日本人の宗教観は他国と比べて軽いかもしれませんが、本来「死」は、隠ぺいされているだけで、そこかしこにあるわけです。

人が生まれ、生きて、死んでいく。それがどれほど尊いことなのか。そのことを再認識するためにも、在宅医療、在宅介護、そして家で家族を看取ることに注目していただきたいと思います。

介護の実態

在宅医療を行うと決めたご家族に、私がお伝えしている看取り、終末期介護の実態を記しておきたいと思います。

終末期に起きやすい障害について

せん妄（認知障害）

認知機能の低下と睡眠障害や錯乱を伴った急性の精神症状をせん妄といいます。精神的不安や興奮が加わり、落ち着きがなくなったり、幻覚や妄想などの症状が出現したりします。

認知症との違いは、発症が急激なこと、症状が変化すること、症状が消えれば認知機能は元に戻ることなど。認知症では、いったん失われた認知機能が元に戻ることはありません。

寝たきり（移動能力障害）

脳卒中や中枢神経系の疾患、または骨折などが寝たきりの主な原因となりますが、高齢者では基礎疾患がなくても体を動かさないでいるうちに寝たきり状態になることがあります。

身体が動かない、身体を動かさないために、関節拘縮や筋萎縮など臓器の機能低下をきたしたものを廃用症候群（生活不活発病）といい、寝たきりの状態は、身体機能を低下させるために、新たな疾病や障害の原因になることもあります。

失禁

排尿や排便を上手く行うことができず、漏らしてしまうことを、それぞれ、尿失禁、便失禁といいます。

尿失禁には、脳卒中の後遺症などによる切迫性尿失禁、咳などで腹圧が上昇した時に起きる腹圧性尿失禁、意識障害などが原因の機能性尿失禁など。

便失禁には、直腸肛門疾患によるもの、神経障害によるもの、下痢が原因となる場合などがあります。

いずれの場合も、家族が在宅で介護するのが難しくなります。

低栄養

摂食量の減少、消化や吸収の障害、異化の亢進が一定以上になると低栄養となります。

高齢者は、抑うつ、ある種の薬剤、口腔内トラブルなど、身体的な原因で容易に食欲不振に陥ってしまいます。

悪性腫瘍や重症感染症などの消耗性疾患は、著しい低栄養を引き起こします。疾病は低栄養の原因となりますが、低栄養もまた多くの疾病の原因となるのです。そこで、低栄養を引き起こした原因を突き止めることが大切。その上で、原因を取り除き、栄養状態の悪化を防ぐ必要があります。

特に食べられるかどうかについての障害は、早急に対策をとることが必要です。家族の理解が乏しいと、手遅れになることがあります。

脱水

高齢者では、さまざまな原因で身体の水分調節に重要な細胞内の水分量が減少し、脱水症が起こります。

主な原因は、発熱、嘔吐、下痢など。寝たきりの高齢者などの場合には、自分で水分を取ることができずに脱水症になる場合もあります。脱水症になると、活動性が低下し、発熱、さらに悪化すると、せん妄や意識障害をきたし、死に至る場合もあります。

床ずれ（褥瘡《じょくそう》）

寝たきりなどにより、局所が持続的に圧迫されると、その部分の血流が途絶え、皮膚や筋層が壊死して潰瘍化し褥瘡（床ずれ）になってしまいます。脳卒中で麻痺が重篤であったり、昏睡状態などで、まったく動くことができない状態である場合などになりやすく、褥瘡が出現しやすい部位としては、仙骨部、足踵部、大転子部が挙げられます。

意識障害

意識を失った状態をいいます。障害の程度によって、昏睡、昏迷、傾眠などと区別されます。

昏睡は刺激に反応しない状態、傾眠は放っておくと眠っているが、刺激に反応し、覚醒する状態を指します。

看取りの実態

淀川キリスト教病院の「緩和ケアマニュアル」という本によれば、がん末期で人が寝たきりの状態になってからの余命は約3週間。

私の経験からしても、だいたい3〜4週間くらいで息を引き取られる患者さんが多いです。一つの目安にしておくとよいでしょう。

私は基本的に、患者さんがこのような状態になられたら、家族で看取られたあとに（呼吸が止まったあとに）連絡をくださいとお伝えしています。

法律は、それまで在宅医が診てきた疾患により、患者さんが亡くなるのであれば、その時、その場に居合わせなくても、主治医は死亡診断書を書いてよいということになっているのです。

こうしたことを踏まえた上で、看取りの実態についてお伝えしたいと思います。患者さんの死が近づいてくると、それまでとは異なる以下のようなさまざまな症状が出てきます。

呼吸の変化

息づかいが粗くなったり、かと思えば一時的に息をしなくなることもあります。また、下顎呼吸という顎を上下させる呼吸は最後の呼吸です。口をパクパクさせて喘ぐように見えます。下顎呼吸になってから呼吸が止まるまでは数分から数時間です。多くの場合、そのような状態となると苦痛からは解放されていますが、苦しそうな表情をしている場合などには、手足を擦ったり、「私がいますよ」と声をかけたりしてあげてください。

手足が冷たくなる

手足が冷たくなる、冷汗でじっとりとする、手足の先が紫色になるといった症状がみられます。

睡眠時間が長くなる

死が近づくにつれ、眠っている時間が長くなります。話す時間が少なくなり、ご家族は寂しいと思いますが、無理に起こしたりせず、見守りましょう。目は閉じていても、耳は聞こえています。眠っているからといって、あるいは昏睡状態だからといって、患者さんの前で、患者さんに聞かせたくない話をするのは控えたほうがよいでしょう。

尿の変化

死が近づくにつれ、尿の量が減り、濃い色になって、失禁することがあります。また血圧が下がり腎臓の機能が低下して、尿が出なくなることもあります。

痰の音

唇や口の中が乾き、痰の音がゴロゴロとするようになります。眠っていて意識が下がっている状態であれば、苦しくないことがほとんどです。

これを「死前喘鳴」といいます。落ち着いて見守ってあげましょう。

終始手足を動かす

体がだるくて、じっとしていられないという時に、手足を動かしたりと落ち着きがなくなります。

そうした時は、背中や手足を擦ってあげる、足元にクッションを置いてあげるなど、患者さんの意思を確認しながら、本人が望むよう手当をしてあげましょう。

食欲の低下

食欲が低下し、ほとんどモノを口にしなくなります。意識がある時には、好きなものを、好きな時に、好きなだけ飲ませてあげてください。飲み込む力が弱まっていますので、少しずつ、むせないように注意しながら口に含ませてあげてください。

いよいよの時に備えて準備しておくこと

最期の時のために準備しておくほうがよいことがあります。

• 在宅医や訪問看護師にすぐに連絡がつくようになっているか確認しておきましょう。

私は24時間体制で動いていますが、そうとばかりは限りません。夜間や、祝祭日は大丈夫でしょうか?

家族の誰にでもわかるよう、連絡先の電話番号を書いて患者さんの枕元などに貼っておくなどするとよいでしょう。

• 患者さんの親戚や友人など、生きているうちに会わせておきたい人がいれば、速やかに連絡しましょう。

・訪問看護師に訊いて、体を清めるためのタオルなど、亡くなった時の処置に使うものを用意しておきましょう。
・葬儀の仕方など、患者さんが亡くなったあとの段取りを考えておきましょう。

死を確認する

・呼吸が止まり、心臓が止まります。鼻に手を当ててみる、胸に手を置いて確認してみましょう。
・声をかけ、体に触れて、反応がないことを確認します。
・瞼は開いていることもあります。
以上のことを確認したら、時刻を確認し、警察や救急車ではなく、在宅医か訪問看護師に連絡をします。
・在宅医が訪問し、死亡を確認して、死亡診断書を発行します。

ちょっと目を離した隙に逝ってしまうこともあります。その日に限って外出をしていたというご家族もいるでしょう。しかし死に際に立ち会うことがすべてではありません。生きている間に、どれだけのことをしてあげられたかのほうが大事なのです。

亡くなる瞬間を見届けることができなかったとしても、自分を責めるのは止めましょう。

死後のケア

死後のケアは、看護師さん（または葬儀社の人）と一緒に行います。

- 点滴、体に入っている管を抜き取ります。
- 体をお湯で浸したタオルで拭いて清めます。
- 白装束、もしくは故人が生前に好きだった服装などに着替えさせます。
- 女性であればお化粧をしてあげます。

- 男性の場合も、髭を剃る、髪を整えるなど身綺麗にします。
- 高齢者の場合には、入れ歯を入れ、口を閉じます。

第四章

「いい人だと思われたい」という欲を手放す

告知について

この章では、自分ががんを告知された立場として読んでもらうと、よく理解できると思います。

まず幾度もお伝えしているように、在宅医療とは支える医療。私のところへみえるのは、急性期病院で抗がん剤などの治療を経て、治癒の可能性がないと告知された患者さん、あるいは「もう治療はしない」という選択をし、ではどうするか？　と考えた末に在宅医療を選択した患者さんです。

つまり、在宅医である私が患者さんに余命を告知することは、まずありません。

一昔前には、ドラマなどで家族が患者さんの余命を告知され、本人には言えないしと、陰で涙するシーンがよく見られましたが、現在では、がんの患者さんは、そのほとんどが医師から直接、告知を受けることが普通になってきました。

これは、元気な頃に「あなたはがんで余命3カ月となった時、余命告知をしてほしいですか？」といった調査で、多くの人が「知らせてほしい」と回答していることが大きく関与しています。

そうと知っていたら、会っておきたい人がいた、片付けておきたい仕事があった、残しておきたいメッセージがあったなど、やり残したことのないようにして旅立ちたいという思いが一つ。

もう一つには、家族に気を使わせたくない、必要以上に悩ませたくない。死についてフランクに話し、できればお墓や葬儀のことを相談しておきたいといったことが挙げられます。

ところが不思議なもので、自分は告知を望むのに、自分の家族に対しては告知しないでほしいと望まれるご家族も少なからずいます。その理由としては「高齢者なのでそっとしておいてやりたい」、「本人は精神的に弱いので知らせたくない」など。

もちろん愛から生まれる発想に違いありません。しかし私としては変な思いやりだなと思わなくもないのです。「家族に気を使わせたくない」という患者さんの気持ちと、「本人には知らせたくない」というご家族の気持ちがすれ違うとどうなるか。患者さんの孤独に繋がってしまいます。

余命についてはあくまでも予想なので、告知はケースバイケースでしょう。本人にがんであることを知らせないと、家族は嘘をつき続けなければならないのです。こちらのほうがしんどいと思います。

家族として患者さんが嘆き悲しむ姿を見るのは辛いものです。それを承知の上で少々厳しいことを言いますが、自分の辛さは二の次、三の次と捉えてください。患者さんが求めているのは、共に苦しさや辛さを共有してくれる大きな優しさだと私は思います。

死に対する不安と恐怖

誰だって死ぬのは怖い。なにしろ誰にとっても初めての体験なのですから。臨死体験を語ってくれる人ならいますが、死を体験した人のレクチャーを受けることはできません。すると想像するしかない。

その時に、痛いんじゃないかとか、苦しいのではないかといった悪い妄想がブワーッと広がる人もいれば、なるようになると達観することができる人もいる。つまり死に対する不安や恐怖には、性格や、死に関するどんな話に影響を受けているかなどによって個人差があるのです。

私などは「なるようになる派」。孤独かもしれないけれど、生まれた時も一人だったのだから大丈夫だろうと思っています。先人でしくじった人はいないのだから、私だけが逝きそびれるということはないだろうということも思います。

もっとも、東大病院救急科の某教授は、自身の著書で「死ぬ時には意識がなくなっていくのだから、痛みや苦しさを感じる人はいません」と断言していて、そこに想像の余地はないと。等しく平等に苦しくなく旅立てると相場が決まっているのだという、なかなかに心強い言葉を記しています。

私にしてもそうですが、「死」そのものに対する恐怖は、自分という存在が消え、忘れられていくことの猛烈な虚しさなのではないでしょうか。

そして患者さんの多くが心配なさるのは、「死」に至るまでの、まだ意識がある状態の時に、どんなことが待ち受けているのだろうということです。

中でも多いのが、痛みの問題ですが、これまでにもお伝えしたように、「身体的な痛み」、「精神的な痛み」、「社会的な痛み」、「スピリチュアルな痛み」の4つの痛みのうち、「身体的な痛み」に関しては、医療用麻薬の画期的な進化により、ほぼ取り除くことができるようになりました。

肉体的な痛みがなければ、「苦しいから殺してほしい」などといった苦悩からは解放され、残りの人生をどう生きるかと前向きになることができます。

とはいえ、「精神的な痛み」、「社会的な痛み」、「スピリチュアルな痛み」を乗り越えるのも容易なことではありません。

死に逝く人の心の過程

人間の死は、単に生物としての死、一個体としての死という側面だけでは捉えがたいものがあります。

それは私達が家族との関わりや社会との関わりの中で生きているという側面をも持っているからです。

そこで、社会生活を営んでいる人間という観点から、死の意味を考えることが大切になってきます。人間として生きることの意味を追求することを通じて、死について考えること。それは生を通して死を理解するということに他なりません。

そうした中で、死を宣告された人は、どのようなことを考えるのでしょうか。

身体の機能が徐々に衰えていくことへの焦り、これからますます自分の体は、思い通りに動かなくなるという不安、それらから生じる得体の知れない恐怖……。

また堪えがたい孤独感やうつなどの精神的苦痛、なぜ自分が死ななくてはならないのかという理不尽な思い、経済的な不安、社会的な立場を失うことの虚しさ、自分の死後、家族はどうなるのかという心配……。

アメリカで活躍したスイス人の精神医学者に、エリザベス・キューブラ＝ロス（１９２６〜２００４年）という女性がいます。

彼女は、数多くの末期患者と関わった経験から、死に逝く人のニーズに応えることも医師の仕事であると説きました。

宗教的な側面からではなく、医療の側面から死を捉え、患者にどう接するべきなのか？　と医学界に一石を投じた人として、つとに有名です。キューブラ＝ロスが『死ぬ瞬間』という著書の中で発表した「死の受容五段階モデル」は、今も脈々と語り継がれています。

キューブラ＝ロスは、多数の末期患者にインタビューをし、患者が医療者から、がんで助からないことを告知された時の心の動きに「否認」、「怒り」、「取り引き」、「抑うつ」、「受容」といった五段階のプロセスがあることを述べています。

第一の段階・「否認」

自分の余命を知っているが、「まさか」とか「何かの間違いだろう」と、あえて死という事実を拒否している自己防衛の段階のこと。

自分は認めたくないので、現実として受け入れている周囲の人達とは距離を置きたがる傾向にある。

第二の段階・「怒り」

拒否しようとしても、拒否しきれない事実を目の当たりにし、これが自分の宿命なのだと理解する段階。

同時に「なぜ自分が死ななければならないのか」という理不尽な思いに駆られ、怒りが生まれるのが特徴的。

第三の段階・「取り引き」

やがて、どんなに感情を爆発させても、「死」という定めは避けることができないのだと悟る。その一方で、自分に限っては救われるのではないかと一筋の望みを見出し、神に対して延命を願い出る段階。

「神様お願いします」と祈るだけではなく、「そのためなら自分は何でもします」と取り引きを試みたりもする。

第四の段階・「抑うつ」

祈っても祈っても、提示した条件を満たしても、「死」が避けることのできない定めであることを知ると、心を閉ざす。何の希望もなく、何をする気にもなれないという状態に陥る段階。

もはや楽観的な態度ではいられず、悶々とした抑うつ状態を迎える。

第五の段階・「受容」

これまでの段階を通過したことによって現れる新たな局面と出会う時を迎える。死を恐れ、拒絶し、回避しようと必死になっていたが、死は当たり前のことなのではないか（人によって表現は異なる）と受け止め始める段階。

十分な時間と何らかの助言を得ることができれば、自分の運命を受け入れることができるのではないかと考え始める。といって、心の葛藤が消えるわけではなく、心に平安が訪れるとは限らない。

『死ぬ瞬間』（エリザベス・キューブラ＝ロス著　中公文庫刊より）

死に逝く過程のチャート

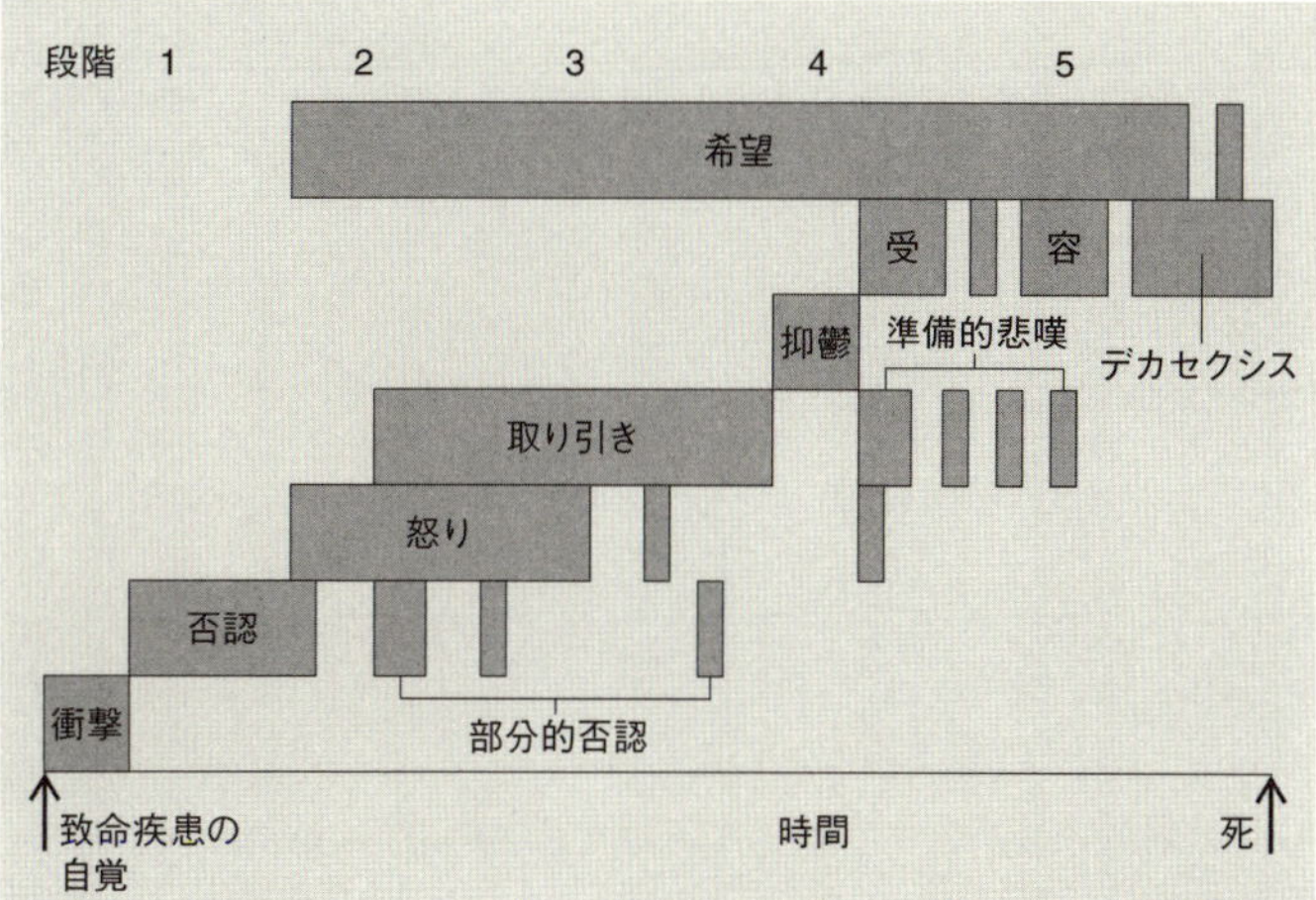

エリザベス・キューブラ＝ロス『死ぬ瞬間』

心理プロセスには個人差があること、文化や宗教の違いを考慮すべきことなど、日本人の心の動きに、そのまま当てはめられるというわけではありません。しかし『死ぬ瞬間』は「死」について考える絶好の参考書であるといえます。

「がんの告知」を受けた時などの特別な場合を除いて、人が自分の人生の終わりを具体的に意識できる時は、そう多くはありません。

高齢であっても、多くの人は、自分の生はこれからも続くと思って毎日の生活を送っています。

漠然とした不安はあるものの、誰でも（高齢者でも）健康で長生きしたいと思って暮らしているのです。

その一方で、多くの高齢者は、さまざまな喪失体験を通して、死の不安をありのままに受け容れていくのでしょう。

自分の健康が脅かされた時、高齢者は自身の生の有限性を意識することになります。

お年寄りが死の間際に「先祖のお墓に早く行きたい」などと死を覚悟したこと

を言い出すというのは、よくあることです。

末期患者にしてもそうですが、人は自分の「死」を予期することができるのかもしれないと思うことがあるようです。その瞬間こそが、安らかな気持ちで死を受け容れた時なのではないでしょうか。

自分らしく生きるとは？

自分の人生は一回きりです。寿命は長くて100年とちょっと。その中で「自分らしく生きる」とはどういうことなのか？　一緒に考えてみましょう。

自分の思い通りに生きたいというのは誰もが思うこととしても、成功者になりたいのか、お金をうんと稼ぎたいのか、愛する人と巡り合いたいのか、愛されたいのか。みんな違います。違っていて当然なのです。

しかし一つだけ、誰もに共通にやってくるものがあります。それは「死」です。自分は満足して死ぬことができるか、自分の人生は良かったと思うことができるか。

　そればかりは「死」の瞬間までわかりませんが、満足して死ぬことができるように生きることが、この世に生を受けた私達の務め、つまり修行をして未熟な自分を少しでも向上させるために、私達は生まれてくるのではないかと私は捉えています。

　私の心療内科のクリニックには、「あの人はいいな、それに比べて自分は……」と悲観的な考えの人が大勢訪ねてきます。

　私などから見れば、「あなただって、十分にうらやましく思われているはずですよ」というような立派な仕事に就いている人が、「自分には自分の時間がない。何のために生きているのかわからない」などと疲弊した挙げ句、「親の財産を食いつぶしながら、ブラブラしている人がうらやましい」などと言い出すことも。

「隣の芝生は青く見える」とはよく言ったものですが、同時に「ないものねだり」をしているのですから、永遠に心の平安を得ることなどできません。

　人が幸せに生きるためにはコツがあると思うのです。一つは他者の目を気にしないこと。

「他人にどう見られているだろうか?」と考えて立ち止まってしまう人がいますが、あなたは他人のことをそんなに気に掛けているでしょうか? 人は他者のことには意外と無関心なものです。

「他人にいい人だと思われたい」などという欲も手放すほうがいいのです。人に親切にするのはいいことですが、「私はあんなに親切にしてあげたのに」などと恩に着せて悶々とすることほど、精神衛生上、よろしくないことはありません。

また、若い頃には、ライバルと切磋琢磨しながら成長したいという野心も必要ですが、ある程度の年齢になったら、いちいち他人と比較しないこと。すべての不幸は、他者との比較から生まれるということを忘れてはいけないのです。

誰の人生にも、いい時もあれば悪い時もある。今だけを切り取れば絶好調のように見える人の人生も、俯瞰して眺めてみれば山あり谷あり。逆に、あなたの人生が上手く立ち行かなかったとしても、今だけを切り取ってみればという話で、俯瞰して眺めれば、誰の人生も平等だといえるのではないでしょうか。

つまり物事はなんでも捉え方次第。夫は家事を手伝ってくれないと思っていれば、ゴミだしをしてくれた朝は感謝の気持ちに包まれます。しかし、夫も家事はするものだと考えていたら、ゴミだしくらいするのが当然でしょう。掃除はどうしたの？　洗濯はどうしたの？　と不満だらけになってしまいます。

そうです。「物事はなんでも捉え方次第」。そう思える人は幸せですね。

私が心療内科医としてお勧めする生き方は、飾らず等身大で生きること。自分らしく生きるとは、背伸びをせず、「等身大で生きることだ」と言い換えてもいいかもしれません。

人生は結果ではなくプロセスが大切

さらにもう一つ。結果よりも過程を大切にすることです。

入学試験の時のことを思い出してください。自分では一生懸命に勉強をしたつもりでも、力不足で試験に不合格ということはあると思います。その時、周囲の人は合格した人を褒めるでしょう。でも、あなたにとって大事なことは果敢にチャレンジしたという事実です。

恋愛だってそうです。結婚できるかどうかという結果だけにこだわっていたら、恋愛のプロセスの中で起きる幸せなことを見逃してしまいます。「あんなに尽くしたのにプロポーズしてくれなかった」と相手が憎い敵と化してしまうケースもありますが、本当にそうでしょうか？　結婚はできなかったけれど、恋愛の思い出を大切にして生きてゆこうという人は、必ず幸せを掴むことができると思うのです。

他人は結果だけ見て、「入学試験に落ちた」、「結婚できなかった」などと言うのです。逆に結果だけ見て「イチロー選手は天才だ！」、「錦織圭選手は凄い！」と賛美するのですが、結果以前に彼らは努力のプロセスが凄いのだと思います。「結果がすべてなんだ」という人には言わせておけばよいのです。努力したという自分を褒めてあげられるのは自分しかいません。

もっとも、きちんと努力をしなかったという人は反省が必要ですが。

QOLとターミナルケア

「自分らしく生きる」ということについての私の考えをお伝えしました。これから先は「最期まで自分らしく生きる」ということに特化してお話ししたいと思います。

次に考えるのは「人生の最期をどう生きるか?」ということです。

ターミナルケアの現場で、もっとも重要視されているのがQOL(クオリティ・オブ・ライフ)です。QOLとは、一般に「生活の質」、「生命の質」と訳され、「身体的・精神的・社会的ニーズの充実度や満足度」とも定義されています。

もとは慢性疾患や機能障害を抱える人の生活の質を評価するための指標でしたが、現在では、一般の人にも用いられる用語となりました。

公衆衛生学者であり、東京大学名誉教授の大井玄氏の著書『終末期医療―自分の死をとりもどすために』によれば、医療機関でQOLの概念が使われるようになったことの背景には、「成人病のように治らない病気が増えてきたこと」、「医療機関が人工的な延命を可能にしたこと」などがあるとのこと。

現代医療は、延命や救命を目的として発展してきました。しかし末期がんなどの治らない病気については、この考え方は無力であり、これに代わって痛みのコントロールなどのケアを中心とする医療が提唱されてきたというのです。

疾病を治療することが医療であるという従来の考え方から、患者のＱＯＬの向上を図ることも、医療の目標であるとする考え方に変わってきたこと、特に高齢者の看取りを支える医療の側から、従来の治療中心の考え方を反省する意見が出てきていることは、大変に注目を集めています。

ここに私は、ターミナルケアにおける患者さんの希望を見いだすのです。在宅医としてできることがあると確信するのです。

ＱＯＬは個人的、主観的なものを含むものであることから、病気が完全に治らないとしても、治療や療養上の問題に対して、その人の選択が保障され、その人にとっての生活の快適さが提供されるという視点が大切。

特に患者さんが終末期を迎えている場合は、本人自身の価値観が尊重されることを最優先する必要があります。

末期患者においては、身体症状、特に痛みのコントロールなど患者本人が、どのような医療やケアを望むのかを確認した上で、本人の希望する医療とケアを提供することがＱＯＬを基盤にしたターミナルケアであるといえるのです。

本人が在宅でのターミナルケアを希望する場合はなおさらです。ケアは医療よりも生活を重視した視点から考えられなければいけません。

患者さんの価値観を尊重し、その人らしさを維持しながら、残された期間をいかに充実して過ごすことができるか。そのために家族は何をできるのだろうかと考え、在宅医は患者さんやご家族をどう支えることがベストなのかを模索する。これこそが理想的なターミナルケアだと思います。

優しい別れ

理想的なターミナルケアといって思い出す人に、瀬田博子さんという女性がいます。

当時80歳だった瀬田さんは、地元の地域活動を精力的に行った女性でした。

7年前に胃がんで全摘出手術を受けた頃から体力が落ち、決定的になったのは一年前。膵臓がんの疑いで、十二指腸膵頭手術を受けた後、寝たきりになってしまっていたのです。

瀬田さんは自分の意思で在宅医療を選択し、共通の知人を介して私のもとへ依頼がありました。家族はご主人と、50代になる独身の息子さんが一人。おっと、もう一人（？）、瀬田さんのお宅では、いつも老齢のワンちゃんが出迎えてくれました。

私が訪問診療の依頼を受けたのは、亡くなる2カ月前。ご家族に聞いたところによれば、病院に入院中から病院食は拒み、医師や看護師の指摘は無視して、好きなものを、好きな時に、好きなだけ食べていたといいます。

在宅で初めてお目にかかった瀬田さんは、眼力がしっかりしていて、なるほど、なかなかに手強そうだなという印象を受けたものです。

週に一回の訪問でしたが、瀬田さんは辛辣なことを言う反面、ユーモア精神に長けた人で、会うのがいつも楽しみでした。「先生が来ると家内は元気になる」とご主人。でも実際には、お友達や親戚がひっきりなしに面会に来ていて、枕元では笑い声が絶えず、いつ伺っても瀬田さんの大好物だというお寿司での宴会が繰り広げられていたのです。

しかし徐々に衰弱が進み、大好きなお寿司もとうとう食べることができなくなってしまい……。瀬田さんが息を引き取ったのは、それから1週間後の早朝のことでした。

私が死亡診断書を書いていると、ご主人がコーヒーを淹れてくれました。

「毎朝、二人でコーヒーを飲むのが日課でした。あいつはコーヒーが好きでねぇ」

そのご主人の言葉からは、やりたいということに敢えて反対せず、好きなようにさせてあげたという誇りのようなものが伝わってきました。

とても美味しいコーヒーでした。お礼を告げ、ご自宅から外に出た私を待ち受けていたのは、雨上りの澄んだ空に広がる美しい朝焼け。清らかな空気、凛とした気配。

それはまるで、最期まで自分の思いを貫いて生きた瀬田さんからの贈り物のようでした。

こんなことを言えば、余計な誤解を招くかもしれませんが、私はがんはある意味で幸せな病気であると捉えています。

人の死因にはいろいろありますが、脳卒中やくも膜下出血で急死なさる方のように、今朝は元気だったのに、夜には冷たくなって帰宅したなどということもある。あるいは事故によって命を落とす方もおられます。

急死であれば、心を通わせる暇がありません。こじれていた家族関係を修復するチャンスもありません。そうしたご家族の多くが「一日でもいいから看てあげたかった」とおっしゃるのを幾度となく聞いてきました。

どんな場合でも、愛する人との死別は堪えがたく哀しいものではありますが、介護を通じて、患者さんのわがままに翻弄され、いつまでこんな生活が続くのかな？　と思うくらいで丁度よいのではないかと捉えています。

それを私は敢えて「優しい別れ」と呼びたいのです。

第五章

「死にたい」と口に出すのが回復の第一歩

先生、死にたいんです！

在宅医を行う一方で、私は心療内科医もしています。

心療内科の外来は、別名「グチ外来」。家庭や職場の人間関係や、ふだんの生活の中で溜まった悩みやストレスを私に打ち明けることで、患者さんの心がどんどん軽くなる。これまでに心を病む数多くの人達と向き合ってきました。

患者さんの悩みは、「小学生時代に俺のことを苛めた、あいつのことは絶対に許さない。探し出して殺してやる」といった脅迫めいたものから、「ＳＥ（システムエンジニア）をやっていたけれど、パソコンを見ると頭痛がするようになってしまった。自分にはＳＥしかできないから障害者の資格を取得したい。先生、証明書を書いてください」という、やや自分勝手（失礼）なものなど実に多種多様。

しかし心療内科にやってくる患者さんは、各々に事情があってみな真剣。中でも医師である私から見て深刻なのは、「死にたい」患者さんです。

初めて心療内科の外来を訪れた西野隆さんは28歳。母親に付き添われてやってきました。

「どうしました？」

と聞いても、なかなか話を切り出しません。目が虚ろでアブナイ感じが伝わってきます。

しばらくして、ボソボソと話し始めました。

「昨日……。房総半島方面に……、一人でドライブに行ったんです」

「ほほぉ〜、で、何のために？」

と私は尋ねましたが、またもや、だんまり。長い沈黙の後、

「先生、死にたいんです。死のうとしてドライブに行ったんです」

そう言った瞬間、西野さんは号泣してしまいました。

心に溜まった鬱憤を吐き出すことができ、安堵した瞬間です。誰かに胸の内を聞いてもらったことで、心の緊張感がスーッと取れていくのです。

私はこの瞬間が好きです。好きだと言うのに語弊があるなら、感動しますと言

い換えます。

なぜなら命が助かった瞬間だからです。

彼の言葉を正確に表すなら、「死にたい」のではなく、「死にたくないのに、死のうとしていた」のです。

そして「死のうとしたのに、死ねなくてよかった」ということなのです。

心のわだかまりが取れれば、治療の半分は終わったのと同じです。

話すこと、伝えることは回復への第一歩

心の奥底で「死にたい」と思っている人が、一番危険な状態は「それを誰にも伝えられないでいる状態」です。なぜなら自分自身さえも「今自分は死にたいくらいに落ち込んでいる」ということに気づいていないからです。

「あなたはひょっとして、死にたいと思っているのではないですか?」と聞いても、「いいえ」と答える患者さんもたくさんいます。けれどそういう患者さんは「で

も消えてしまいたいとは思っているんです」と言ったりもします（これは介護の現場でもよくある話なので、後ほど詳しく述べます）。

そういう、自分に対するネガティブな感情を誰かに伝えること、伝えて客観視することが、治療への足がかりになるし、回復への第一歩となるのです。

診察室では常に「もしかしたらこの患者さんは、死にたいと思っているのではないか」ということを心に留め置いて応対しています。もちろん辛いこと、悲しいことがあれば、誰だって「消えてしまいたい」と思うような瞬間があるでしょう。駅のホームに立っていて、ふと「このまま飛び込んだら楽になるかな」と思ったことがある人は、意外に多いのではないかと思います。

ただ心が健康な人は、そういう気持ちが長続きしません。一時的にそういう考えに囚われたとしても、時間がたって、ご飯を食べて、友人や家族と話をしていたら忘れてしまうものです。

しかし時々そうした気分から抜け出せなくなる人がいます。

それは風邪をひいて体調が崩れるのと同じように、心の病気にかかっているのです。まず自分の心の状態がよくないことを自覚して、風邪をひいたら栄養を取って休むように、心の対処をする必要があるのです。

こんな症状も、心の病気が原因かもしれません

在宅医として終末期医療に携わっていると、体の病気とは別の、心の病気にかかっている患者さんによく出会います。体のほうが「もう治らない病気」にかかっているのですから、健康な時と同じような心を持ち続けるというのも難しい話です。

「自分の抱えている病気はもう治らないのだ」ということを深く自覚した人が、抑うつ状態に陥るのはよくあることです（この抑うつ状態が重度であり長期にわたっている症状を「うつ病」といいます）。

そうでなくても体が弱ったり歳をとってできることが少なくなってくると、性格が変わってくるものです。気持ちに余裕がなくなり、本来その人の心にかかっ

ている理性のベールが剥がれてきます。

医師に対しては社会性を保って「はい、はい」と明るく応対する人でも、家族に対しては傲慢で乱暴に振る舞うようになった人もたくさんいます。

無気力、思考制止、不眠、そして易怒性《いどせい》といってイライラして怒りっぽくなる症状がでる人もいます。

そういう症状が続くと、本人も家族も疲弊し、体の治療どころか生活全体が危うくなるのですが、そういう場合に大事なのは「これは病気の症状なんだ」ということを自覚することです。「本人が言っているのではなく、病気が言わせているんだ」と思うことで、本人も家族も手を取りあって症状の緩和に向かうことができるようになるのです。

交換日記の勧め

生きていたいのに、がんや難病などの治らない病気で亡くなる患者さんがいます。その一方で、心の迷路にはまってしまい、自ら命を絶つことを考えてしまう人がいます。

体と心は繋がっていて、いっぽうが病気になればもういっぽうも健康を保つのは難しくなります。内閣府の調査によれば、「自殺の原因・動機」は、調査結果が公表されている１９７８年（昭和53年）から直近の２０１４年（平成26年）までずっと、「健康問題」が断トツの1位です。

自殺を考える人の多くが、「心を割って相談できる人がいない」と訴えますが、果たして、どれだけの人が、心を割って相談できる人を持っているでしょう?

会社の仲間やママ友というのは、仲間であるのと同時にライバルです。相談したいけれど、弱みを見せることはできないとブレーキのかかる人も多いのではないでしょうか。

でも家族がいるじゃないか、という話もありますが、「家族だから話せないんじゃないか」という人もたくさんいます。

また、あるアンケート調査の結果によれば、日本人の夫婦の会話は、一日に30分未満が5割方。親子間の会話をほとんど交わしていないという家庭も少なくありません。

会えば喧嘩ばかり。大喧嘩に発展することもあるというのも問題ですが、「好き」という感情の対極にあるのは「嫌い」ではなく、「無関心」だと言われます。夫婦喧嘩は犬も食わないということわざもあるように、喧嘩は仲がいいことの裏返し。少なくとも気になる相手であるから喧嘩になるといえるのです。

会話がないよりは、喧嘩をしてでもコミュニケーションを取っているほうがいいという話ですが、現実的には家庭内別居状態の家族が少なくない。

私の心療内科外来に父親と息子さんの両方が別々に通ってきている親子がいます。その家では家族間の会話は一切ないとのこと。お互いに何も聞かないし、何も報告しない。私が中に入って「今、息子さんはこういう状態ですよ」と伝えるといった具合です。

お子さんが、うつで引きこもっているケースでは、ご両親は息子さんに対して腫れ物に触るように接しているという家庭が目立ちます。

会話というのは、習慣性のものですから、突然、家族で会話を交わそうとしても難しい。それでも少しでも心の澱を吐き出し、心の風通しをよくすることが重要課題。そこで私は交換日記をお勧めします。

私自身も実際に、幾人かの患者さんと交換日記をしています。口下手な人もいます。照れ屋な人もいます。でも書くことなら心の内を吐露することができるかもしれないのです。

とにかく話を聞いてあげる

こんな人もいました。

ある日の午前中、私の外来にやってきた30代の女性の話です。初診の患者さんに書いてもらうシートには、「眠れない、やる気が出ない」と記載があります。

何かある、と第六感を働かせて、私は慎重に質問を重ねていきました。

「どうされたのですか?」

「最近、眠れないんです。それから何をしようとしても、気力が出ないんです」

「眠れなくて、やる気が出ないのですね。いつ頃からですか?」

「3カ月くらい前からだと思います」

「その頃、家庭か職場で何かありましたか?」

「特に何も。そう言えば、3カ月前に仕事を辞めました」

「職場で何かあったんですか?」

「いえ、そういうわけではないのですが、働くのが億劫になって……」

彼女は結婚して5年目。子供はいないが、夫との関係は良好で、仕事もトラブルがあって辞めたわけではないといいます。

なかなか核心に触れず、診察を始めて30分が経った頃、彼女の様子に変化が見えました。目に涙をためて、

「先生、父は自殺だったんです」

と。他人に言えなかったことが言えた瞬間です。

同じような状況にあっても、自殺を考える人もいれば、飄々としている人もいます。その人の生まれ持っての性質、育った環境などが大きく影響していると思われますが、家族や親戚に自殺者がいるという遺伝的（？）な要因にがんじがらめにされ、苦悩する患者さんも少なくありません。

そして診察に訪れたこの方のように、自分では心に抱えた重荷の原因が「それだ」とわからないまま、別の形で体調や精神状態に不調が出るケースもあるのです。

ここから在宅医療の話に入りますが、在宅医としての私は、患者さんと介護をするご家族の両者に対して、「自殺してしまう可能性はないだろうか」と注意を払っています。人はあまりにも現実が厳しいと、そこから逃避したい、逃避して楽になりたいと思うもの。

特にパーキンソン病などの神経難病の方、脳卒中や脳梗塞の後遺症を患っておられる方は、長い闘病生活の中で、「自分は何のために生かされているのか」と考えてしまいがちです。

介護するご家族が、10年、20年と続く介護生活に疲れ、「この人と一緒に、自分も死んでしまいたい」という発想に突き動かされることも十分に考えられます。実際に、そういう事件が頻繁に起きていますよね。

私は、ある程度、信頼関係を培った患者さんやご家族に、「死んでしまいたいと思うことはありませんか?」と単刀直入に尋ねることもあります。すると「自殺は考えていないけれど、消えてしまいたいと思うことならある」などといった答えが返ってくる。「自殺はしないけれど、死にたいと思うことならある」というのです。

これではQOLを保っているとはいえません。

対処法として考えられるのは、じっくりと話を聞いてあげることです。多くの人が心に溜まった鬱憤を誰かに聞いてほしいと思っています。

誰かに話すだけで楽になるというのは事実です。そればかりか、話すことによって気持ちを整理することができるという効用もあります。

しかし、聞いてくれる人がいない、他者に甘えたくない、プライドが許さないといった、さまざまな理由から普段は我慢しているのです。

ニコニコと笑っているからといって、「死にたい」という気持ちを抱いていないとはいえないのです。朗らかに笑っていたので、この人は大丈夫だなと判断をして「それでは、また来週ですね」と言って別れた患者さんが、翌日に自殺を図り死んでしまったという苦い経験もあります。

患者さんが悟られまいとしていたとはいえ、「なんとか助けてほしい」というSOSを感じ取ることができなかったというのは、悔やんでも悔やみきれません。

そこで周囲の人にお願いしています。とにかく話を聞いてあげてくださいと。

その場合の注意事項は、以下のとおりです。

- 「大丈夫」、「なんとかなるよ」などと気休めは言わない
- 相手の話を否定しない
- 相手の目を見て、うなずきながら親身になって聞く

●最後まで聞く

家族に迷惑をかけたくない

「死にたい」という気持ちを専門用語で希死念慮といいます。

希死念慮を持っている人に、いろいろ聞いてみて感じることがあります。共通するのは、「家族に迷惑をかけたくない」、「周りの人に迷惑をかけたくない」という気持ちが強いことです。

それにしても、家族に迷惑をかけたくないから「死」を選ぶというのは矛盾しています。「死」を選べば自分は楽になれるかもしれませんが、残された家族は辛い思いを強いられることになる。これほど自分勝手なことはないでしょう。

誰が考えても「死」を選ぶことは、家族にとっても、周囲の人にとっても最大の迷惑行為です。

在宅医療を受けている患者さんの中にも「これ以上、家族に迷惑をかけたくない」と訴える方がいます。パーキンソン病などの神経難病の方、脳卒中や脳梗塞の後遺症を患っておられる方、がんの末期患者さんの中にもいます。そして普通のお年寄りの中にも。

私はそうした方には「迷惑をかけていいいんですよ」とお伝えします。というのも人は生きている限り、誰かに迷惑をかけて生きている存在なのですから。誰にも迷惑をかけずに生きるというのは理想論であって、現実にはありえません。

患者さんの多くは、自分さえ元気であれば、家族に苦労を強いることはないのにと申し訳ない気持ちを抱いています。最早、自分は家族にとってお荷物でしかないなどとうなだれる人もいます。

しかし、堂々としていればよいのですと私はお伝えしたい。そして介護をするご家族に対しては、いつかは自分も人の世話になる日が来るのだという気持ちで患者さんと接していただきたいと思うのです。

何のための家族なのか——。

私は、介護を通じて家族の団結を培った人達を大勢見てきました。共に力をあわせて試練を乗り越えた家族には「絆」が生まれます。それこそが患者さんが託してくれた最期のメッセージ。感謝の気持ちなのではないでしょうか。

それでも「言えない」という人もいると思います。前述のように「家族だからこそ言えない、迷惑をかけたくない」という人もたくさん見てきました。

そういう方こそ、なるべく早く心療内科のドアを叩いてほしいと思っています。家族には話せないことでも、医者になら話せるということは多いのではないでしょうか。かくいう私だって、家族には話せないことでも同僚医師になら話せることがあります。

聞いている私たち医師のほうだって、仕事だからこそ「もしかして死にたいと思っているんじゃないですか?」なんていう踏み込んだことが聞けるのです。そしてそういうケースがあることこそ、私たちのような心療内科医の存在意義でもあるのです。

まっとうに生きる

「死んだら終わり」なのか、輪廻転生が本当にあるのかは私にもわかりません。しかし、いずれにしても、現世、つまりこの世に生ある限り、まっとうに生きたいもの。皆さんもそう思っているでしょう。

ところが、現代においては、このまっとうに生きるということが、いろいろな理由から、よくわからなくなっているように思います。

まっとうに生きることの意味について、実は誰も教えてくれないのです。あなたは、まっとうに生きることについて、学校や家庭で、誰かに教えてもらったことがありますか?

「人に迷惑をかけてはいけない」ということは、誰もが教わっていると思います。しかし、今の日本は、人に迷惑をかけさえしなければ何でもありの社会になってしまったようにも感じます。

隣にいる人が何をしていようが関係がない、むしろ他人のしていることに口をはさむのは余計なお世話だと控えてしまう傾向が強いのではないでしょうか。

ここで大切なのは、まっとうに生きること＝人に迷惑をかけないことではないということです。

私がお伝えしたいのは、人に迷惑をかけずに生きることと、まっとうに生きることは、まったく意味合いが違うということなのです。

テレビのスイッチを入れると、殺人事件、戦争、地震、台風、事故などで人が亡くなるなど、聞いていると嫌になるような辛いニュースばかりが目に飛び込んできます。詐欺事件など人を騙す犯罪のニュースもあり、現実の世界では、さまざまな嫌な出来事が連日起きているのです。

事件や事故に巻き込まれた人々のことを思うと、心安らかではいられませんが、毎日毎日、この類のニュースを聞かされていると、心が麻痺してしまい、何もかもが対岸の火事、つまり自分とは無関係な他人事、あるいはバーチャルなことのように感じられて、そのことが心配になるほどです。

なぜなら、私達は厳しい現実と向き合って生きて行かなければならないのですから。逃げることはできないのです。

そんな中で、どう生きることが求められているのでしょうか。

まっとうに生きることの「まっとう」は「まとも」、「真面目」という意味です。人に迷惑をかけないことも、真面目に生きることの一つかもしれませんが、それがすべてではありません。

私はこんなふうに思うのです。

どうしたら自分に正直に、ありのままに、自分が充実して生きて行くことができるのか。そのことについて考えることが「まっとう」なことなのではないのかなと。それが「よく生きること」に繋がって行くのではないのかなと。

感謝の心

生きているということは、いつも「感謝の心」と共にあると私は感じています。

今の自分が自分であるのは、これまで自分を支えてくれた人達のおかげ。だから「感謝の心」が大事なのです。

私は30歳を過ぎた頃から、そのことを強く意識するようになりました。少々、遅まきでしたが、気づくことができてよかったです。「感謝の心」が芽生えてからというもの、それまでとは比べ物にならないほどのエネルギーとバイタリティーが湧いてきたのですから。

「感謝の心」を持って生きるということについて、もう少し深く掘り下げて考えてみましょう。

人というのはみんな違います。人は、それぞれみんな個性的です。同じものを見ても、それをどう感じるかは人によって違う。個性は自分が自分であるという証であり、とても大切なものです。

さらに自分の性格は、一朝一夕に変えることはできません。なぜなら性格は、この世に生まれてから、これまでの自分の考え方と行動、すなわち生き様そのものだからです。

つまり、今の自分があるのは、生まれてから今までに出会ったたくさんの人達との関わりの結果だということです。

今が30歳なら30年間、60歳の人なら60年間、私達は育ててくれた人達、接してきた人達の影響を受けて生きています。

良くも悪くも、その人達の考え方の影響を受けて、自分の考え方も作られてきたのです。

読んだ本や観た映画に影響されるということもあるでしょう。しかし、その本やその映画を薦めてくれた人がいたはず。もっといえば、その本を読んだり映画を観て、感銘を受けた感受性が誰かの影響で培われたのだともいえるのです。

このように人は誰しも、自分一人の力だけで生きて来ているわけではありません。だからこそ「感謝の心」が大事なのです。今の自分が自分であるのは、これまで自分を支えてくれた人達のおかげだと感謝して生きることのできる人は幸せです。

謙虚な心

「感謝の心」は同時に、謙虚であることの大切さをも教えてくれます。

インターネットやSNSがどんなに発達した現代でも、神様でもない限り、私達はどんなに頑張っても、世界のこと、世界の人々のこと、世界の人々の考えをすべて知ることなどできません。砂浜の砂の一粒ぐらいのことしか知らないのだと自覚する必要があります。

そうである以上、自分の考えがすべてであるなどというのは傲慢な考え方であると言えるでしょう。自分の考えは大事ですが、他人の考えもそれと同じくらい尊重すべきだということです。

第一章で、ソクラテスの言葉を引用して、「よく生きることこそ大切にしなければならない」と書きました。

ところが「死にたい」と考えるまでになると、「感謝の心」どころか、気持ちにまったく余裕がなくなります。

「いやだ」、「辛い」、「今の状況から逃げ出したい」。誰だって、こうした気持ちになることはあります。しかし、もしもそれ以上の深刻さがあったら要注意です。たとえば「助けてほしいけれど、誰も助けてくれない」、「眠れない」、「いっそ死んでしまったほうが楽だ」、「死にたい」……。

こうした場合は、完全に心の迷路にハマってしまった状態です。

孤独感、誰にも理解されない、人と上手くやる自信がないなどの理由から死にたくなる、死んだほうが楽だという気持ちに陥ってしまうのです。そのことが頭から離れなくなってしまう前に、自分の心のSOSに自分自身で気づくことができるかどうか。ここがとても大切なところです。

このことを在宅療養の問題にあてはめて考えてみましょう。

「なぜ自分は病気になってしまったのだろう」、「なぜ自分は家族の介護をしなければならなくなってしまったのだろう」と考え始めると、まるで悩みを虫眼鏡で見るように苦しみが拡大されてしまいます。

「なぜ、なぜ」と考えても答えは出ません。そこでいったん悩みから離れ、グーンと視野を広げて俯瞰して人生を眺めてみるようにします。こうすることによって、楽しいこともあった、嬉しいこともあった。生まれて来なければよかったなどとは言えないなということが見えてくるはず。すると希望が湧いてきます。

与えられた命なのだから、最期まで大切に生きようという気持ちが湧いてきます。せっかく家族という縁で結ばれた人なのだから、最期まで介護しようという気持ちが湧いてきます。

生きて行く上で大切なことは、「ありがとう」、「おかげさまで」という「感謝の心」と「謙虚な心」。

鋼のように、固くても力を加えるとポキンと折れてしまう心より、竹のように、どんなにしなっても折れることのない心を備えたいものです。

第六章

「長生き」は王様や皇帝の特権だった

超高齢化社会に突入して

私の患者さんで、人一倍、地域のこと、みんなのことを考えていた一人暮らしの平井洋平さんという方がいらっしゃいました。これからの地域社会を真剣に考えておられ、老人会の会長でもあった平井さんが、病に倒れてしまったのです。

老人会の集いに来るはずだった律儀な平井さんが、その日に限ってなかなか姿を現さないことに不審を抱いた仲間たちが自宅を訪ねてみたところ、室内で意識を失って倒れていたのです。

すぐに救急車で病院に運ばれ、一命は取り留めたものの、意識ははっきりと戻らない状態です。

平井さんの家から数軒しか離れていない阿部久子さんも一人暮らしでしたが、自宅で亡くなっているのが発見されました。

偶然に、離れて暮らす家族が発見したので事件にはならずに済みましたが、私は主治医として、亡くなっている患者さんの血液採取と、ご遺体に事件性がないかどうかなど、警察官の監視の下で調べることになりました。

隣の町内では、要介護の奥様を介護していた夫の野村仁さんが亡くなっているのが発見されました。朝になって訪ねて来たヘルパーが、いつもは鍵のかかっていない玄関に鍵がかかっているのを不審に思い、ケアマネジャーに連絡が行って発見されたと聞きました。

こういうことはテレビや新聞で報道されていないだけで、日本中、毎日そこかしこで起こっています。

平成25年（2013年）発表の厚生労働白書によれば、高齢者の一人暮らしや、老夫婦による二人暮らしが、高齢者のいる世帯全体の5割を超えたとのこと。

これからの時代は、好むと好まざるとにかかわらず、老いに向き合っていかざるを得ないのです。

私の住む町でも、65歳以上の人が人口の25％を超えました。

午前9時を過ぎると駅の周辺を歩いているのは、ほとんどが高齢者。つまり老人です。若い人達は仕事で職場へ、学生さん達は学校へ行っているからです。昼間独居という言葉がありますが、多くの高齢者が昼間には一人で生活をしています。

高齢者の町が日本中のそこここにできているということです。

「20年後、多くの診療所が在宅医療を担っていなければ、大混乱は必須です」と東大高齢社会総合研究機構特任教授の辻哲夫氏は言っています。

日本において、世界に例を見ない高齢化が進んでおり、これまでの病院中心の医療では、高齢者の末期医療に対応できないというのです。

しかし、その体制は整っていません。医療はサービス業です。しかも在宅医には休日がなく、24時間体制。

私にしても、できるだけ患者さんのニーズに応えようという姿勢で臨んでいますし、スタッフにも私の考えは浸透していますが、実のところ、年齢的な限界もあることを感じ始めています。今の日本では、どの地域でも同様の問題を抱えているのです。

どうしたら若い世代の在宅医を育成することができるのか、介護職に就く人達を増やすことができるのか。考えなければならないことが山積しています。

奉仕の心

第五章で、「感謝の心」と「謙虚な心」が大切であることを書かせていただきました。さらにもう一つ、私は、支え合う地域社会を作るためには、「奉仕の心」を持つことが大切だと思っています。

困っている人がいたら、助けようとするのは自然な気持ちでしょう。誰かのために役立ちたいという気持ちを多くの人が持っていると思います。

家族のために、仲間たちのために、何か役に立てることはないだろうか。そんな風に考えることのできる人は、立派である以前に幸せな人です。なぜかといえば、自分のためだけではない何かを持つこと、そのために自分をなげうってでも労力を使うことは、素晴らしいことだからです。

2011年3月11日の東日本大震災では、巨大津波によって多くの方々が亡くなられました。原子力発電所の放射能汚染により、今も住み慣れた自分の家に帰れない方々がいることを思うと心が痛みます。

しかし、辛いことの一方で、私達は「誰かのために動く」という貴重な体験をすることもできました。

私は仲間と共に震災の翌日から原発事故の起きた福島県へ行き、医師としてボランティア活動に従事しましたが、そこで避難所を回ってお年寄りにマッサージをする柔道整復師団体の人達、一人でリュックを背負って被災地支援をしている看護師といった、多くのボランティアの人達と出会いました。

被災地支援に行かなかった人達も、募金活動に協力したり、チャリティバザーに参加したり、被災地と被災された方たちを想う気持ちは同じでした。多くの人達が声を掛け合い、協力し合い、心を一つにして活動をしました。

どのように手を差し伸べたらいいのかわからない。でもとにかく行動を起こしてみる。そういう「奉仕の心」を多くの人々が持っていることに感動しました。

被災地で実際にボランティア活動をしていて、実感したことがあります。人が何かに必死になるのは、自分の金銭的利益のためだけでは決してない。「誰かのために役に立ちたい」という気持ちからも、自分を奮い立たせ、必死に何かをすることがある。

もう一度言いますが、家族のために、仲間のために、何か役に立てることはないか。そんなふうに考えられる人は、幸せだと思います。自分が会ったこともない誰かのために、そして地域社会のために努力できる人も、もちろん幸せなのです。

他人のことなどどうでもいい、自分さえよければいいという自分勝手で自己本位な考えで生きる人には、自分が生かされているという発想を得ることができず、感謝の心も理解できません。

「感謝の心」と「奉仕の心」はセットなのです。自分だけじゃない、自分の家族だけじゃない、地域の人達のためにできることがあるなら力になりたいという人々の気持ちがあれば、地域社会に在宅医療は根づくことでしょう。そうであってほしいと願っています。

長寿について考える

私の長寿に対する考えを正直に書きたいと思います。

長生きはしたいですね。それでも、

「70歳まで生きられたら、とりあえず万歳と思うべき」

だとも考えています。なぜなら、私は70歳まで生きられなかった人をたくさん診てきたからです。

彼ら、彼女らは無念であったに違いありません。そういう人達の気持ちに思いをはせると、70歳は一つの節目のように感じるのです。

人によって何歳を節目とするのかの感覚は違うと思いますが、自分である程度の年齢（たとえば60歳とか70歳）で区切りをつけ、その年が来たら、もう一度生まれ変わったつもりで何かに挑戦する、なんていうのもいいかもしれません。たとえば、グルメツアー、遺跡めぐり、若い気持ちでバイクに乗る（気をつけて）、歴史小説に挑戦等々。もう一度恋愛してみるなんていうのも、周りにあまり迷惑をかけなければありでしょうか（笑）。

ようは人生を充実して生きる、ということです。

「生きることではなく、よく生きる、ということこそ大切にしなければならない」ですね。

長生きは願望であり、結果であって、そのこと自体は肯定も否定もするようなことではありません。「100歳まで生きたい」と言う人がいても当然だと思います。80歳の人でも、90歳になっても、より長く生きたいから健康に注意し、医者に通うのです。

多くの人は長生きしたいのです。昔なら王様か皇帝ぐらいしか長生きのために、権力を行使できなかったのです。富と権力を手中にした者だけが夢を見て、そして叶わなかった不老長寿を、現代では誰もが夢見ることができます。

ただ老いは抗いがたいものです。80歳、90歳になると体力は衰えてきます。骨折や肺炎をきっかけに寝たきりになったり、侵襲の大きい手術には耐えられなくなったりします。食事や飲水ができなくなった時、家族は最後の治療方針の選択を迫られることになります。水分や栄養が取れないとヒトは生きていくことができません。

現代医療は延命を可能にしましたが、同時に畳の上で（自宅で）死にたいは叶わなくなってしまったように思います。家族はおじいちゃん、おばあちゃんに長生きしてもらいたいと思っているのです。しかしその結果、死なせたくない人は病院で治療を受けることになり、畳の上はおろか、自然には死ねないことになってしまいました。

それでも同時に私は、「長生きはとてもめでたいことである」とも思っています。自治体からは、長寿の人には敬老のお祝いで金一封も出るようです。私が訪問した寝たきりの患者さんの部屋には、総理大臣の名前入りのお祝い状と、市長さんの色紙が額に入れられて飾ってありました。

「なかなかお迎えが来なくて……」というお年寄りもいますが、そういう人には「そういわずに、いつまでも長生きしてください」というお返しの言葉はちょっと難しいですよね。「もうちょっと待っていれば、慌てなくてもじきにお迎えは来ますよ」という感じでしょうか。お年寄りに向けられた「いつまでも長生きしてください」という言葉には、思いやりの心が込められています。

「90まで生きていると誰も友達がいなくなっちゃって……」という人もいます。寂しいことでもありますが、仕方のないことです。

在宅で看取らせていただいた96歳の方のお通夜に出席させていただいたことがあります。棺を挟んで親族が左右に30人ほど座り、一般席のほうは50席ぐらいあったのですが、座ったのは私一人で、親族の皆さん全員にあいさつされて、えらく恐縮したことがありました。

長寿がよいと思う理由をもう一つ書かせていただきます。がんや難病などで若くして亡くなる方は、本人も家族もつらいものです。何よりも若い人の細胞はみずみずしく、新陳代謝が盛んなので、細胞そのものは生きようとしており、治療するにしても大変な痛み、苦しみを伴うことになるのです。

それに対して、90歳、100歳となると身体の細胞そのものがすすきのように枯れてきていますから、細胞も臓器も個体も同時に枯れるように死を迎えることができるのです。眠るように亡くなるということは、歳をとってこそできるのです。長生きのほうがラクに死ねるのです。

私の生きることに対する節目は60歳と70歳ですが、皆さんも自分の節目を決めておくとよいと思います。そしてその歳まで生きることができたなら、また節目を5年延長して、自分の生き方の計画を練る、なんていいと思いませんか。

私の医療「私にもできることがある」

最後に少しだけ、私自身のことを書いておきます。私が医師になって1年目のことです。

私が医師になった1993年には、医局制度がしっかりあり、大学の医局から提携している病院に数名ずつ医師が派遣されていました。新米の私が派遣された病院は経営者の院長先生が自らの病院を「野戦病院」と呼ぶような、どんな病気、怪我にも対応する、何でもありの病院でした。

40歳で医師になった私は、なかなか新しいことが覚えられず何度もオーベン（研修医を指導してくれる先輩医師のこと）に叱られていました。他の若い同僚医師のように、やるべきことがすぐにできないのです。

ある時「平尾先生は病棟で患者と世間話ばかりしている」といううわさが医局で流れました。確かに私は他の医師より病棟にいる時間が長く、診察するのに時間がかかっていました。

同じ病院の先輩医師が教授に進言したのかもしれません。私は教授室に呼ばれた時、注意されるのを覚悟していました。

机の前に立ち、恐縮する私に教授は静かに語りかけました。

「きみは、病棟で患者と話ばかりしていると言われているね」

「はい……、患者さんの話を聞くのに、時間がかかってしまいます」

注意されると思っていた私は、教授の次の言葉に耳を疑いました。

「平尾君、それでいいんだよ。患者さんの話を聞くことが、一番大事なことなんだ。患者さんの話に耳を傾ければ、必要な情報のほとんどはわかる。きみのやっていることは正しいことだよ。きみはいい医師になれる。これからもその初心を忘れずにがんばりなさい」

先輩医師にダメ医者の烙印を押されていることを見かねて、教授は慰めてくれたのかもしれません。しかし私はこの時、医師としての方向性、自分のやりたい医療の方向性が決まったように感じました。

逆転の発想でしょうか。もし、他の医師が患者さんの話をあまり聞かないなら、私は徹底的に聞いてやろう。他の医師が医療の専門性にこだわるなら、私は医療だけでなく、患者さんの生活や介護や悩みにも徹底的に付き合っていこうと思ったのです。

そして私は在宅医と心療内科医になり、ケアマネジャーの資格も取って、自分の住む町に在宅医療と介護サービスを一体として提供する体制をつくろうと決意しました。

誰もしないことをする。

私にもできることがある、と思った瞬間でした。

志は半ばですが、私の考えに同調してくれる仲間も少しずつ増え、地域の医療と介護の連携が実現しつつあります。

友人でご自身が前立腺がん患者でもある医療ジャーナリストの大久保善健さんが、

「信念を持って続けていれば、必ず平尾先生の夢は叶いますよ」

と言ってくれました。こういう言葉に私は励まされています。

あとがき

最後まで読んでいただいてありがとうございます。

私の診察室ではこんな会話が日常です。


90歳を過ぎた冨山さん（女性）のことです。

診察室でひと通り診察を終えると、突然冨山さんが私に向かって言いだしたのです。


「先生、私が死んだら先生に電話すればいいんですよね」

「突然死んだら、それは病気か事故かわからないから、警察が来ますよ」

「エーッ、死んだら先生が診てくれるんじゃないんですか」

「元気な冨山さんが突然死んだら、死因をはっきりさせなければなりません。事件性があるかないかは、検死と言って警察の人が調べるんですよ」


私がこの町で在宅医をしていて、在宅で多くの人を看取っていることを冨山さんは知っていたのです。だからなのか冨山さんはなかなか納得してくれません。

「私が在宅で診ている人が亡くなった場合は、死亡の原因がはっきりしているから死亡診断書が書けるんです。冨山さんは在宅で診ているわけでもないし、元気だから死ぬ予定ではないので死亡診断書は書けません」

「ふーん。とすると先生に最期を診てもらうにはどうしたらいいの？　在宅で寝たきりにならないとだめなの？」

「そういうことになりますかね。ＰＰＫ（ピンピンコロリ）はお年寄りの理想かもしれないけれど、突然死というのは事件になるかも。そうなると周りの人は困るかもしれませんね。往生際はちょっと悪いくらいがちょうどいいかも……」

「畳の上で死にたい」、「ＰＰＫがいい」と言っても、思い通りに死ぬことができるかどうかはわかりません。迷惑をかけないで生きるのも難しいが、迷惑をかけない死に方もまた難しいようです。

私は心療内科医として多くの患者さんの悩みを聞き、そして在宅医として多くの患者さんの在宅での看取りを経験してきました。

私の患者さんは皆「生きること」に真剣です。それはなぜかというと、口には出さないものの、その対極にある「死」を意識しているからです。

そしてまた私も、心療内科医として、在宅医として、毎日患者さんの「生きること」、「死ぬこと」に真剣に向き合わざるを得ません。

「よく死ぬことは、よく生きることである」という格言があります。

その通りです。私たちは死ぬまでは現実社会に生きているのです。

私は「死」を意識している患者さんとそのご家族に出会えたことにより、

「生きているとはどういうことか」

についてより深く考えを掘り下げることができました。

死について軽々しく語るべきではない、という考えがあることは十分承知しているつもりです。それでも私が多くの患者さんと出会って教えていただいたこと、生と死に向き合うことの大切さ、自分らしく生きることの大切さを、皆さんにお伝えしたいと思い、ペンをとった次第です。

本書では「生きること」、そして「よく生きること」について、私の経験と私が出会った患者さんとそのご家族の経験を題材にして、皆さんと一緒に考えてきました。その中でも私にとって特に印象深い10人の在宅の患者さんとそのご家族を本書の中で紹介させていただきました。この本を書き終えようとしている今、10人の患者さんのうちの7人はこの世にいません。今は亡き7人の患者さんには、心から感謝と哀悼の意を表したいと思います。

そして何より、本書を読んでくださった皆さまが、「在宅医療」を上手に利用していただくことを願ってやみません。そしてこれからの医療が地域社会の中でどのようにあるべきかを、考えていただくきっかけになれば幸いです。

最後に、講談社ビーシーの寺崎彰吾さんと、原稿の構成をお願いした丸山あかねさん、ありがとうございました。

冒頭の「幸福な王子」の話です。王子と一緒にいたツバメも冬が来て寒さに凍えて死んでいきます。ツバメは果たして後悔せずに死んでいったのでしょうか。後悔する、しないに関わらずヒトは死ぬものです。だとしたら、生きている間は笑顔が大事ですね。笑顔は人と人との関係をよくする潤滑剤です。私たちの社会を明るくするものは、やはり笑顔だと思います。子供たちの笑顔を見ると幸せになりますし、その子供たちの未来のためにも、私たち大人がしっかりすることが大事です。笑顔で！

２０１６年1月　平尾良雄

装丁
片柳綾子（DNPメディア・アート OSC）
本文デザイン
片柳綾子　田畑知香（DNPメディア・アート OSC）
構成
丸山あかね

※本書内に登場する患者さんのお名前、年齢はプライバシーの問題から、すべて仮名、仮年齢とさせていただきました。

自宅《じたく》で死《し》ぬということ

死《し》に方《かた》は自分《じぶん》で選《えら》ぶ

自分《じぶん》の家《いえ》で後悔《こうかい》せずに死《し》ぬ方法《ほうほう》

2016年2月10日　第1刷発行

著者　平尾良雄《ひらおよしお》

発行者　川端下誠／峰岸延也

編集発行　株式会社 講談社ビーシー

東京都文京区音羽 1-2-2　〒112-0013

TEL　03-3943-6559（書籍出版部）

発売発行　株式会社 講談社

東京都文京区音羽 2-12 -21　〒112-8001

TEL　03-5395-4415（販売）

03-5395-3615（業務）

印刷所　大日本印刷 株式会社

製本所　株式会社 国宝社

ISBN978-4-06-219949-0

2016 Printed in Japan

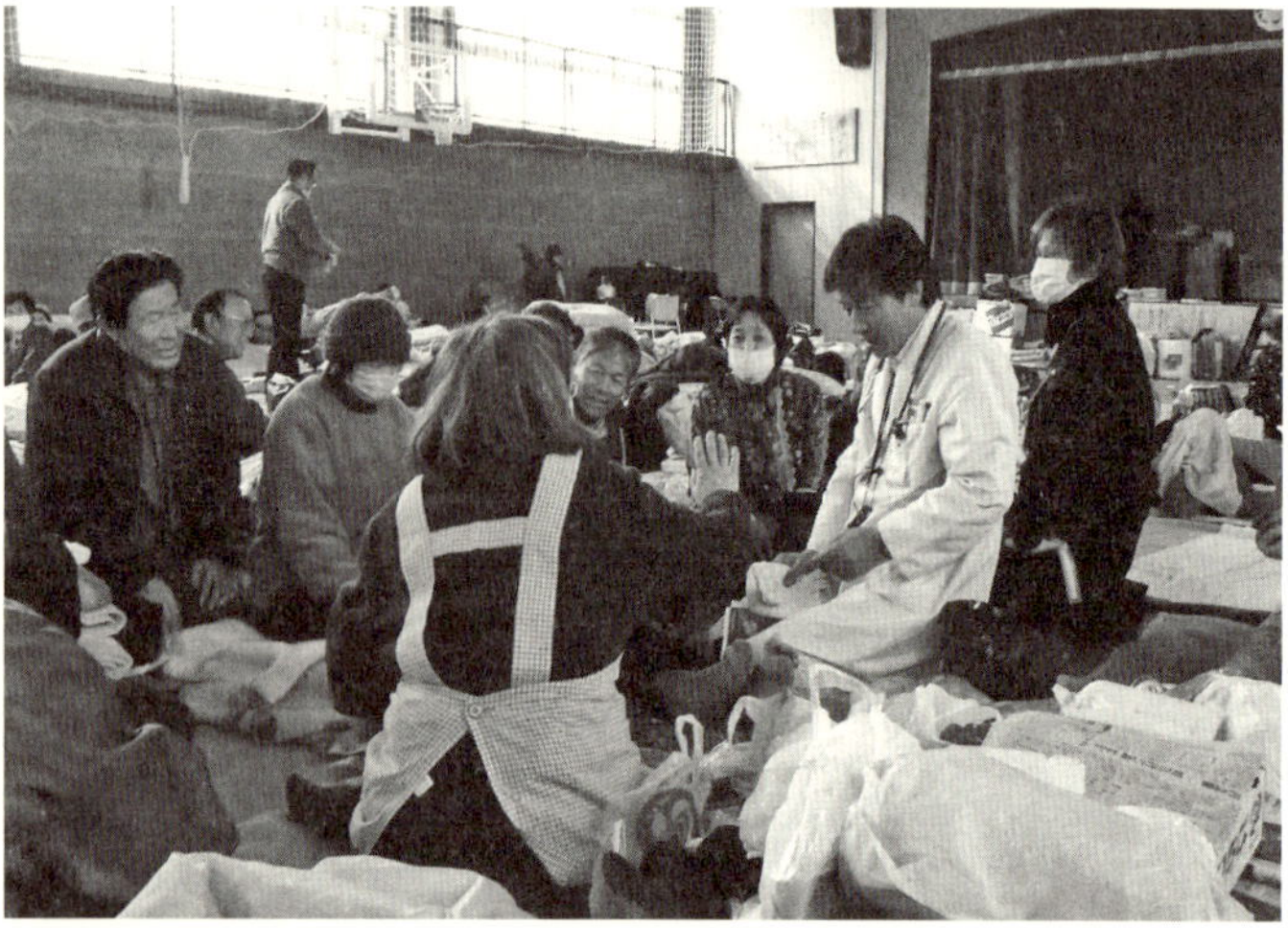

2011年、福島県の緊急避難所（体育館）にて被災した皆さんを診察し、笑顔の大切さを教わりました